Rômulo B. Rodrigues

CUIDE DE VOCÊ E TENHA

MAIS QUALIDADE DE VIDA

*Cuidar de si mesmo é imprescindível para se obter
uma vida plena e satisfatória*

Vol. V

2ª EDIÇÃO

São Paulo - 2018

amazonkindle

1

RODRIGUES, Rômulo B. CUIDE DE VOCÊ E TENHA MAIS QUALIDADE DE VIDA / Rômulo B. Rodrigues. Amazon. 2018.

Organização: Rômulo Borges Rodrigues

Impresso pela Amazon – 2018.

2018. Escrito e produzido no Brasil.

1. Autoajuda. 2. Saúde. 3. Hábitos saudáveis. 4. Qualidade de vida. I. Título.

ISBN 978-1976733550

Amazon Serviços de Varejo do Brasil Ltda.

CNPJ 15.436.940/0001-03

Av. Juscelino Kubitschek, 2041 – Torre E – 18º andar

São Paulo - SP

Dedico esta obra aos filhos Júlio César e João Víctor.

Agradecimentos

Agradeço à minha mãe adotiva (In Memoriam), que me orientou e me ensinou a ser o que sou e sei hoje.

SOBRE O AUTOR

Rômulo Borges Rodrigues é Escritor, Terapeuta Holístico, Mestre de Reiki, Consultor e Numerólogo.

Trabalha com Reflexologia, Reiki, Massagem, Florais, Aconselhamento Terapêutico, Técnicas de Relaxamento, Hipnose, Regressão, Terapia de Vidas Passadas e Numerologia.

Estuda e pesquisa sobre a espiritualidade há mais de vinte anos.

Foi membro da Associação Internacional Amigos da Natureza (AIANATU - SP), na qual fez parte do trabalho de cura espiritual. Foi nessa associação onde alguns de seus dons espirituais foram desarquivados.

Também foi membro da Ordem dos Filhos da Luz (Piracicaba - SP). Foi integrante da Ordem dos Templários, onde foi dirigente do hospital de cura espiritual de uma das suas sedes.

Atualmente, é coordenador do Projeto Social Nova Era na cidade de São Paulo, no qual dá palestras e ministra tratamento energético/espiritual para o público, utilizando várias técnicas terapêuticas.

Escreve artigos mensais para sites e revistas sobre vários temas e é autor das seguintes obras:

- *Uma Civilização Adormecida e Decadente*
- *Momento Apocalíptico – "Prelúdio do Juízo Final"*
- *Arcanjos e Arquétipos*
- *Guia Prático dos Anjos*
- *Numerologia – A Ciência Milenar dos Números*
- *GUIA COMPLETO DAS TERAPIAS ALTERNATIVAS – Métodos terapêuticos naturais que proporcionam saúde integral*
- *ESTUDO SOBRE AS TERAPIAS COMPLEMENTARES – Técnicas terapêuticas integrativas que proporcionam equilíbrio e harmonia*
- *REIKI – ENERGIA VITAL UNIVERSAL (Harmonia, Equilíbrio e Cura)*
- *OS FLORAIS DE BACH – Equilíbrio e Harmonia Através das Essências*

•*O PODER DA MENTE – A Chave Para o Desenvolvimento das Potencialidades do Ser Humano*

•*Os Ensinamentos de Siddartha Gautama, o Buda*

•*A História do Budismo – Princípios, conceitos, ensinamentos*

•*Cuide de Você e Tenha Mais Qualidade de Vida (Vols. I, II, III, IV e V))*

•*A Regência Cósmica*

•*Alimentação Saudável = Saúde Perfeita (Vols. I, II, III, IV, V, VI e VII)*

• *REFLEXOLOGIA (Massagem Podal) – Equilíbrio e bem-estar através da planta dos pés*

• *A PODEROSA INFLUÊNCIA DOS NÚMEROS SOBRE AS NOSSAS VIDAS – O que a Numerologia revela sobre o passado, o presente e o futuro*

•*DESCUBRA SEU POTENCIAL, DONS E TALENTOS INATOS ATRAVES DA NUMEROLOGIA*

• *QUALIDADE DE VIDA – Definição e conceitos*

• *OS MECANISMOS DA MENTE – A sua natureza comportamental*

• *TRATADO SOBRE AS RELIGIÕES E FILOSOFIAS DE VIDA – Síntese dos sistemas religiosos e correntes filosóficas*

•*PRÉ-EXISTÊNCIA E PÓS-EXISTÊNCIA DA ALMA – Vidas passadas, vidas futuras*

•*PRINCÍPIOS, FILOSOFIA E METODOLOGIA DA MEDICINA HOLÍSTICA – Os recursos e métodos utilizados nos tratamentos e terapias*

• *CURSO DE FLORAIS DE BACH*

• *CURSO DE REIKI*

• *CURSO DE REFLEXOLOGIA*

• *CURSO DE NUMEROLOGIA (Método simples e prático)*

• *CURSO DE HIPNOSE, REGRESSÃO, TVP, TMS – Metodologia simplificada*

•*CURSO DE FENG SHUI – Técnica chinesa milenar de harmonização de ambientes*

•*CURSO DE RADIESTESIA*

•*CURSO DE CROMOTERAPIA*

PREFÁCIO

Para termos saúde perfeita, equilíbrio, mais qualidade de vida e, consequentemente, longevidade, é imprescindível que saibamos a arte de cuidar de nós mesmos.

Ao contrário do que se possa imaginar, essa é uma arte fácil de aprender. Basta que prestemos atenção às mensagens, avisos e alertas que o nosso cérebro e o nosso corpo nos enviam constantemente.

Tendo essa consciência e percepção, automaticamente, passamos a ter mais cuidado e atenção conosco, nos harmonizamos e adquirimos assim uma vida plena e satisfatória.

Portanto, cuidar de nós mesmos é vital.

Boa leitura.

SUMÁRIO

CAPÍTULO I

Como manter o controle emocional

Entenda como funciona a busca do equilíbrio entre razão e emoção

O controle emocional é a habilidade de lidar com os próprios sentimentos, adaptando-os conforme a situação e expressando-os de maneira saudável para si e para o grupo no qual está inserido.

O equilíbrio entre razão e emoção é o caminho mais adequado. Os excessos costumam trazer consequências prejudiciais às pessoas. A razão excessiva faz com que o sujeito vivencie e expresse pouco suas emoções, absorvendo para si toda a carga emotiva.

A pessoa mais sensível, que explicita seus sentimentos com facilidade, age por impulso e gera situações sociais desconfortáveis. O conhecimento das emoções e sentimentos do sujeito, bem como, dos limites suportados é um primeiro passo para a busca do equilíbrio emocional.

Lidar com a emoção e a razão em proporções que levam o sujeito a colocar-se de modo saudável diante das circunstâncias vividas poderá trazer um modo de vida estruturado, adequado à sociedade e, principalmente, saudável para si mesmo.

Uma pessoa que é tomada pelas emoções, agindo de modo impulsivo, geralmente, envolve-se em relacionamentos conflituosos, perde oportunidades de trabalho, arrepende-se de suas atitudes, gerando tumulto em sua vida e na dos próximos.

Por outro lado, um sujeito que reprime suas emoções, não necessariamente estará utilizando só a razão para resolver suas questões. As emoções podem afetar suas decisões e posicionamentos diante da vida, porém os sentimentos não são expressos.

A falta de manifestação das emoções e dos pensamentos provoca dificuldades na comunicação com outras pessoas, decisões e atitudes pouco efetivas, dificuldades nos relacionamentos pessoais e sociais, e principalmente, a possibilidade de somatização da carga emotiva.

"As emoções podem afetar suas decisões e posicionamentos diante da vida, porém os sentimentos não são expressos".

Essa nova geração de jovens adultos, de modo geral, foram crianças que expressaram mais suas emoções e seus desejos, o que é benéfico, pois puderam vivenciar sentimentos e entrar mais em contato consigo mesmo. Tiveram oportunidades de serem autênticos.

Porém, tiveram essa experiência com pouca capacidade de um adulto em impor limites, e até mesmo, saber lidar com suas próprias emoções diante das situações difíceis.

É uma geração que sabe lidar pouco com suas frustrações, mas que possui potencial para adquirir equilíbrio emocional, se assim se propuser a buscá-lo.

Lidar com frustrações é sofrido e angustiante

Diante dessa dificuldade, muitos acreditam que o caminho é eliminar a emoção da vida. Mas, esquecem que, na tentativa de eliminar a emoção, além de não vivenciar frustrações, tristezas, angústias, ansiedades, também não se vive amor, carinho, alegria, felicidade, conquistas.

Porém, também as frustrações, sentimentos de injustiça podem atuar de um modo positivo, gerando força para mudanças de situações desagradáveis e sofredoras. A sociedade está buscando um ideal de sujeito que não é humano.

A emoção, como também a razão, faz parte do homem e de como ele se manifesta na vida, cada qual com sua singularidade. As diferenças enriquecem a vida e as pessoas, que podem aprender a viver com mais flexibilidade e se adequarem melhor às suas necessidades.

A medida do descontrole emocional é aquela que prejudica a sociedade e o sujeito. Se uma pessoa não consegue lidar com a frustração do trânsito e tem ataques de fúria, dirigindo de modo imprudente e cometendo crimes, coloca a sociedade em risco.

13

O sujeito que não consegue lidar com a discordância de seu pensamento, e perde seu trabalho por um comportamento impulsivo, coloca a si mesmo em risco. Nesses casos, é necessária a busca de ajuda profissional. Uma terapia poderá trazer benefícios ao lidar melhor com suas emoções e sentimentos.

CAPÍTULO II

Exercícios físicos ajudam a combater a baixa autoestima

Prática de atividades diminui o impacto da ansiedade e da falta de confiança

Praticar exercícios físicos com regularidade faz bem à saúde. A máxima, recomendada por especialistas de diversas áreas médicas, se aplica também à mente: movimentar o corpo também aumenta a autoestima. As atividades físicas são um recurso importante para manter o equilíbrio emocional. De acordo com o psiquiatra Maurício Lima, os efeitos psicológicos são grandes. Alivia o estresse, melhora a memória, diminui a insegurança e a ansiedade. "Praticar exercícios, por si só, é excelente para a saúde do organismo, mas os ganhos de quem deixa o sedentarismo são maiores ainda e geram impactos não só na estética e no bem-estar físico. O sistema nervoso também lucra".

Exercícios físicos ajudam a combater a baixa autoestima

Segundo o especialista, trata-se de um efeito dominó. A saúde melhora e os benefícios se expandem para o restante do corpo. Ao praticar exercícios físicos, o fluxo de sangue no cérebro melhora, os níveis de substâncias que aumentam a sensação de bem-estar crescem, a capacidade de lidar com problemas como, por exemplo, a insônia, fica maior. "Recuperar a autoestima fica mais fácil. O indivíduo pode extrair uma série de ganhos pessoais e aumentar a qualidade de vida", explica.

Entenda a relação

Além de fatores químicos do cérebro, como o aumento dos níveis de serotonina (neurotransmissor responsável pela sensação de bem-estar) e a melhora do fluxo sanguíneo, se exercitar pode ajudar a resolver e até mesmo eliminar vilões que jogam a autoestima para baixo. A perda de peso, a ansiedade, a falta de segurança, a dificuldade de lidar com as relações pessoais, depressão e a sensação de deslocamento, principais vilões da baixa autoestima, são contidos.

Exercícios físicos e a longevidade

"Com a prática de exercícios uma pessoa resolve problemas emocionais distintos. A dificuldade de se relacionar com outras pessoas, por exemplo, pode ser combatida com atividades em equipe. A falta de confiança em si mesmo diminui com exercícios que exigem desafios. Os problemas de autoimagem e estéticos, como se sentir preterido por estar acima do peso, podem diluir com o gasto de calorias", exemplifica Maurício.

Idosos que começam a perder a coordenação motora e dependentes químicos também se beneficiam na manutenção do bem-estar psíquico. Para manter o corpo bem condicionado e a mente mais saudável e esperta, os exercícios aeróbicos (andar de bicicleta, correr, nadar, caminhar e dançar) são os mais recomendados.

A prática e o surgimento de efeitos na autoestima, ressalta Maurício, depende da regularidade. É por isso que manter a disciplina é fundamental para que as mudanças de fato aconteçam. No mínimo, os exercícios devem ser feitos três vezes por semana. A escolha do exercício a ser seguido deve partir do gosto pessoal para que a atividade seja prazerosa.

Prestar atenção a detalhes também é necessário. Algumas atividades, quando praticadas com grande intensidade, podem gerar lesões em pessoas com pré-disposição a determinadas doenças, como no caso dos cardíacos. O acompanhamento de um profissional especializado para conduzir treinos é aconselhado, assim como não ignorar um fator determinante, como a aptidão física para fazer exercícios específicos.

CAPÍTULO III

Vinte e um exercícios de neuróbica que deixam o cérebro afiado

Evitar fazer tudo no automático ajuda a turbinar a memória e a concentração

Quem foi que disse que o cérebro não precisa de exercícios para se manter ativo? Se o nosso corpo necessita de malhação para ficar sempre em ordem e cheio de disposição, por que com a mente seria diferente?

O cérebro também vai perdendo sua capacidade produtiva ao longo dos anos e, se não for treinado com exercícios, pode falhar. O neurocientista norte-americano, Larry Katz, autor do livro Mantenha seu Cérebro Vivo, criou o que é chamado de neuróbica, ou seja, uma ginástica específica para o cérebro.

A teoria de Katz é baseada no argumento de que, tal como o corpo, para se desenvolver de forma equilibrada e plena, a mente também precisa ser treinada, estimulada e desenvolvida. É comum não prestamos atenção naquilo que fazemos de forma mecânica, por isso costumamos esquecer as ações que executamos pouco tempo depois.

"O objetivo da neuróbica é estimular os cinco sentidos por meio de exercícios, fazendo com que você preste mais atenção nas suas ações e então, melhore seu poder de concentração e a sua memória", explica a psicóloga especialista em análise comportamental e cognitiva, Mariuza Pregnolato. "Não se trata de acrescentar novas atividades à sua rotina, mas de fazer de forma diferente o que é realizado diariamente".

Para o neurologista da Unifesp Ivan Okamoto, tais exercícios ajudam a desenvolver habilidades motoras e mentais que não costumamos ter em nosso dia a dia, porém, tais habilidades em nada se relacionam com a memória.

"Se você é destro e começa a escrever com a mão esquerda, desenvolverá sua coordenação motora de modo a conseguir escrever com as duas mãos e caso um dia, tenha algum problema que limite a escrita com a mão direita, terá a esquerda bem capacitada para isso. Mas o fato de praticar este tipo de exercício não significa que você se verá livre de problemas como esquecer de

19

pagar as contas, tomar o remédio, ou algo do gênero", explica o especialista.

Como funciona a neuróbica?

A neuróbica consiste na inversão da ordem de alguns movimentos comuns em nosso dia a dia, alterando nossa forma de percepção, sem, contudo, ter que modificar nossa rotina. O objetivo é executar de forma consciente as ações que levam à reações emocionais e cerebrais. São exercícios que vão desde ler ao contrário até conversar com o vizinho que nunca dá bom dia, mas que mexem com aspectos físicos, emocionais e mentais do nosso corpo. "São esses hábitos que ajudam a estimular a produção de nutrientes no cérebro desenvolvendo suas células e deixando-o mais saudável", explica Mariuza Pregnolato, psicóloga especialista em análise comportamental e cognitiva.

Quanto mais o cérebro é treinado, mais afiado ele ficará, mas para isso não precisa se matar nos testes de QI ou nas palavras cruzadas para ter resultados satisfatórios. "Estas atividades funcionam, mas a neuróbica é ainda mais simples. Em vez de se inscrever em um super desafio de matemática e ficar decorando fórmulas, que tal vestir-se de olhos fechados ou andar de trás para frente?", sugere a especialista. A proposta da neuróbica é mudar o comportamento rotineiro para "forçar" a memória. Por isso, é recomendável virar fotos de cabeça para baixo para concentrar a atenção ou usar um novo caminho para ir ao trabalho.

O papel dos sentidos

O programa de exercícios da neuróbica oferece ao cérebro experiências fora da rotina, usando várias combinações de seus sentidos - visão, olfato, tato, paladar e audição, além dos "sentidos" de cunho emocional e social.

"Os exercícios usam os cinco sentidos para estimular a tendência natural do cérebro de formar associações entre diferentes tipos de informações, assim, quando você veste uma roupa no escuro, coloca seus sentidos em sinal de alerta para a nova situação. Se a visão foi dificultada, e é isso que faz com que você sinta o efeito dos exercícios, outros sentidos serão aguçados como compensação", explica Mariuza.

Para estimular o paladar, uma dica bacana é fazer combinações gastronômicas inusitadas. Já pensou em misturar doce com salgado? Maionese com leite condensado?

Corpo de 40 anos e mente de 20

A neuróbica não vai lhe devolver o cérebro dos vinte anos, mas pode ajudá-lo a acessar o seu arquivo de memórias. "Não dá para aumentar nossa capacidade cerebral, o que acontece é que com os exercícios você consegue ativar áreas do seu cérebro que deixou de usar por falta de treino", explica Mariuza.

"Você só estimula o cérebro se o exercita, por isso quem sempre esteve atento a esta questão terá menos problemas de saúde cerebral, como demência e doenças cognitivas, como Alzheimer", considera a especialista.

9 exercícios de quebra de rotina

Mudar a rotina ajuda a nos tirar dos padrões de pensamento de sempre, que nos levam ao piloto automático. Experimente:

1- Use o relógio de pulso no braço direito;

2- Ande pela casa de trás para frente;

3- Vista-se de olhos fechados;

4- Veja as horas num espelho;

5- Troque o mouse do computador de lado;

6- Escove os dentes utilizando as duas mãos;

7- Quando for trabalhar, utilize um percurso diferente do habitual;

8- Introduza pequenas mudanças nos seus hábitos cotidianos, transformando-os em desafios para o seu cérebro;

9- Faça alguma atividade diferente com seu outro lado do corpo e estimule o seu cérebro. Se você é destro, tente escrever com a outra mão.

3 exercícios de memorização

Treinar a memória também ajuda a desenvolver a mente. Tente esses exercícios:

1- Ao entrar numa sala onde esteja muita gente, tente determinar quantas pessoas estão do lado esquerdo e do lado direito. Identifique os objetos que decoram a sala, feche os olhos e enumere-os.

2- Experimente memorizar aquilo que precisa comprar no supermercado, em vez de elaborar uma lista. Utilize técnicas de memorização ou separe mentalmente o tipo de produtos que precisa. Desde que funcionem, todos os métodos são válidos.

3- Ouça as notícias na rádio ou na televisão quando acordar. Durante o dia escreva os pontos principais de que se lembrar.

9 exercícios com palavras e habilidades cognitivas

Aprimorar novas habilidades sempre ajuda a exercitar o cérebro. Experimente essas dicas:

1- Estimule o paladar, coma comidas diferentes.

2- Leia ou veja fotos de cabeça para baixo concentrando-se em pormenores nos quais nunca tinha reparado.

3- Folheie uma revista e procure uma fotografia que lhe chame a atenção. Agora pense 25 adjetivos que ache que a descrevem a imagem ou o tema fotografado.

4- Quando for a um restaurante, tente identificar os ingredientes que compõem o prato que escolheu e concentre-se nos sabores mais subtis. No final, tire a prova dos nove junto ao garçom ou chef.

5- Selecione uma frase de um livro e tente formar uma frase diferente utilizando as mesmas palavras.

6- Experimente jogar qualquer jogo ou praticar qualquer atividade que nunca tenha tentado antes.

7- Compre um quebra cabeças e tente encaixar as peças corretas o mais rapidamente que conseguir, cronometrando o tempo. Repita a operação e veja se progrediu.

8- Recorrendo a um dicionário, aprenda uma palavra nova todos os dias e tente introduzi-la (adequadamente!) nas conversas que tiver.

9 - Ao ler uma palavra pense em outras cinco que começam com a mesma letra.

Hábitos saudáveis

Outra atitude indispensável para manter a memória sempre afiada, é prestar atenção na qualidade de vida. O neurologista Ivan Okamoto sugere um estilo de vida mais tranquilo, com alimentação balanceada, sem vícios e com a prática regular de exercícios físicos para manter o corpo e a mente saudáveis.

"A melhor maneira de manter a memória em dia é cuidar da saúde, por isso é importante evitar cigarro e bebidas alcoólicas, seguir uma dieta equilibrada, praticar exercícios e exercitar o cérebro. Manter a atividade mental, seja trabalhando ou participando de alguma atividade em grupo, ajuda a elevar a autoestima e deixar a memória a todo vapor", explica o especialista.

Vegetarianos têm maior longevidade do que carnívoros, aponta estudo

A dieta vegetariana reduz o risco de doenças crônicas comparada à alimentação com carne vermelha

A Ciência já provou que o consumo de carne vermelha em excesso está relacionado a um maior risco de doenças cardíacas. Se você faz parte do time que não abre mão do consumo diário de carnes, mais uma pesquisa chega para fazer o alerta à sua saúde. Um estudo publicado dia 3 de junho no JAMA Internal Medicine confirmou a relação entre longevidade e a dieta vegetariana. Algumas evidências já sugeriam que o consumo de carne poderia aumentar o risco de mortalidade, mas a ligação ainda não tinha sido confirmada.

A pesquisa envolveu a análise de 73.308 homens e mulheres que foram separadas em cinco grupos de acordo com o consumo alimentar: não vegetarianos, semi-vegetarianos, vegetarianos que consomem peixes e frutos do mar, ovo-lacto-vegetarianos (que consomem produtos derivados do leite e ovos) e veganos (que excluem todos os produtos de origem animal). Os participantes do estudo foram acompanhados por seis anos, e durante esse período os especialistas constataram 2.570 mortes entre os voluntários, sendo que os vegetarianos tinham um índice de mortalidade 12% menor do que os carnívoros.

Os resultados mostraram que a dieta vegetariana, sem gordura animal, está associada ao menor risco de doenças crônicas, como síndrome metabólica, hipertensão, diabetes, doença isquêmica do coração e mortalidade por doenças renais. Nos homens, os resultados foram ainda mais favoráveis.

O grupo dos vegetarianos era composto por pessoas mais velhas, com maior nível educacional e muitos eram casados. De acordo com os pesquisadores, eles bebiam menos álcool, fumavam menos, se exercitavam mais e eram mais magros do que os carnívoros.

Um estudo anterior conduzido pelo Cancer Institute, no Reino Unido, mostrou que vegetarianos costumam pesar menos de que quem consome carne e os veganos são ainda mais magros que os vegetarianos.

Quatro tipos de vegetarianismo

O vegetarianismo tem ganhado muitos adeptos que buscam através da alimentação evitar o consumo de gordura animal, principalmente da saturada proveniente da carne vermelha, reduzindo assim os riscos de doença do coração, nível de colesterol e triglicérides.

Confira a seguir os quatro tipos mais comuns de vegetarianismo:

Dieta semivegetariana

Quem sempre incluiu carnes na dieta pode ter dificuldades para cortar totalmente esse alimento do cardápio. Por isso, muitas pessoas escolhem uma dieta menos restritiva, chamada dieta semivegetariana. "Os indivíduos que seguem essa alimentação limitam a ingestão de carne a, no máximo, três refeições da semana", diz a nutricionista. Com a continuidade no consumo de alimentos de origem animal, mesmo que seja em uma quantidade menor, a maioria das pessoas não precisam de suplementação de vitaminas, proteínas ou minerais. Mas a especialista adverte que, em alguns casos, a suplementação já pode ser aconselhada. "Não podemos pensar de maneira generalizada. Mesmo em uma dieta pouco restritiva como a semivegetariana, alguns indivíduos podem sofrer com a ausência de nutrientes. Por isso, antes de começar uma dieta, é essencial procurar um nutricionista", explica.

Dieta ovolactovegetariana

As pessoas que aderem a essa dieta excluem da alimentação todos os tipos de carnes de animais, mas continuam ingerindo ovos, leite e seus derivados - iogurte, queijo, requeijão, entre outros. "Por ser uma alimentação mais fácil de seguir no meio social, a dieta ovolacovegetariana tem um grande número de adeptos", diz a nutricionista. O leite e seus derivados são importantes fontes de proteínas, lipídios, cálcio, ferro, potássio, magnésio, zinco e vitamina D. Por isso, quem adere a essa dieta normalmente não necessita de suplementação desses nutrientes.

Dieta vegetariana

Comumente associada à palavra vegetal, o nome vegetarianismo na verdade tem origem na palavra latina *vegethus,* que quer dizer força e vigor. Esse tipo exclui qualquer alimento de origem animal, como ovos, leite e todos os tipos de carne. "Essa dieta, se feita da maneira correta, realmente diminui a chances de doenças e traz mais vigor ao corpo", diz a nutricionista.

Um estudo feito por pesquisadores da Cancer Research, no Reino Unido, afirma que a dieta vegetariana ajuda a proteger contra o câncer. Depois de analisar os dados médicos de 52,7 mil pessoas, com idades de 20 a 89 anos, os cientistas concluíram que as pessoas que não ingerem carne têm uma probabilidade significativamente menor de sofrerem com cânceres de diversos tipos do que as pessoas que incluem carne em sua dieta.

Mesmo que o vegetarianismo estrito seja saudável, é preciso tomar cuidado para que alguns nutrientes encontrados na carne não faltem no organismo. Segundo a nutricionista Astrid Pfeiffer, a carne é fonte de todos os tipos de proteínas que o corpo precisa. Nenhum vegetal ou fruta pode substituí-la sozinho. Mas, ao colocar na dieta diferentes tipos de vegetais e frutas, é possível suprir essa ausência. Por isso, é importante não deixar de incluir cereais integrais, leguminosas, legumes, verduras, sementes e castanhas na dieta, já que eles contêm - juntos - todos os aminoácidos essenciais e não essenciais para o corpo.

Dieta vegana

Muitas vezes confundidos com os vegetarianos, os veganos também tiram de sua alimentação todos os produtos de origem animal. Mas, além de carne bovina, peixes, aves, ovos e laticínios, eles não consomem mel e gelatina. "Uma pessoa vegana é vegetariana, mas vai além da alimentação, na verdade é um estilo de vida que não utiliza nada de origem animal", explica a nutricionista. Os veganos evitam também produtos de couro, lã, seda e de outros até menos óbvios que também são de origem animal, como óleos e secreções presentes em sabonetes, xampus, cosméticos, detergentes e perfumes. Como é o tipo mais estritivo de vegetarianismo, a dieta vegana precisa de ainda mais atenção a possível falta de nutrientes.

Nutrientes que podem faltar: proteínas

Dois importantes aminoácidos encontrados na carne são a metiolina e a lisina. Ao contrário do que muitos acham, a dieta vegetariana também é rica em aminoácidos e contém lisina e metionina. "O que acontece e que costuma causar confusão é que a carne contém os aminoácidos metionina e a lisina juntos. Já os alimentos de origem vegetal não. Por isso, quem adota a dieta vegetariana precisa combinar alimentos que contenham esses dois aminoácidos ao longo do dia para obter a proteína", explica a nutricionista Astrid Pfeiffer. A metionina, segundo orienta a especialista, é encontrada no grupo dos grãos, como arroz integral, trigo em grão, quinoa, aveia, dentre outros. Já a lisina é encontrada em leguminosas, como o feijão, lentilha, ervilha, soja e grão de bico.

Nutrientes que podem faltar: ferro

Os vegetarianos podem sofrer um risco maior de deficiência de ferro, já que as principais fontes são a carne vermelha e o fígado. No entanto, eles podem encontrar o mineral nas leguminosas, como feijão, lentilha, ervilha, soja e grão de bico, que podem ferro suprir as necessidades diárias desse de ferro. "Para otimizar a absorção do ferro pelo organismo é recomendado que se ingira também uma fonte de vitamina C, pois ela ajuda na absorção do mineral. Uma boa fonte é a acerola", ensina a nutricionista.

Nutrientes que podem faltar: vitamina B12

Essa vitamina, encontrada apenas em alimentos de origem animal, principalmente na carne vermelha, é responsável pela manutenção do funcionamento dos sistemas nervoso e circulatório e da formação de células sanguíneas. "Esse é o único nutriente que os vegetarianos estritos realmente precisam de suplementação, já que não existem fontes que não sejam animais. Já os ovolactovegetarianos podem obter esta vitamina de ovos, leites e derivados", alerta Astrid Pfeiffer.

CAPÍTULO V

Sete sinais que seu corpo dá quando está no limite

Cansaço permanente, falta de sono e irritação são mais do que simples desconfortos

Ele dá os sinais, mas você acaba ignorando. Quando percebe, seu corpo entrou em colapso. O excesso de trabalho, as preocupações dia e noite e a falta de um tempo para relaxar acabam levando o organismo a trabalhar no limite da capacidade. A manutenção da qualidade de vida depende de muitos fatores. "Mas um acompanhamento médico freqüente ajuda a identificar algum problema ainda no início, quando é mais fácil tratar", afirma o médico Nelson Carvalhaes Neto, responsável pela área de check-up do laboratório Fleury, Medicina e Saúde. O especialista indica em que pontos devem se prestar atenção para saber se anda tudo bem com a sua saúde. O nível de cansaço, o sono e a variação de peso revelam muito mais do que você pode imaginar. Repare e, notando algo estranho, não deixe de buscar ajuda médica.

Sete opções de exercícios para controlar o estresse

Cansaço

Sentir o corpo pesado depois de fazer muito esforço (mental ou físico) e para lá de normal. O que não dá é para passar o dia inteiro arrasado de uma ou duas horinhas de trabalho. "O cansaço representa uma ameaça quando passa a ser desproporcional ao estímulo", afirma o médico do Fleury. Outros sintomas, como falta de ar, dor no peito, tosse e dores articulares devem ser acompanhados com atenção. Se eles surgirem quando você sente que se esforçou demais, é melhor procurar ajuda. No consultório, vamos pedir os exames necessários para diagnosticar o que tem provocado tudo isso.

Dor de cabeça

Sofrer por dias seguidos é alerta certeiro. A intensidade da dor e os motivos que fazem com que ela piore ajudam o médico a descobrir a origem do problema. De todo o jeito, não dá para se acostumar com a sensação de ter um trator macerando sua cabeça. O sinal de exaustão é claro e exige um detalhamento diagnóstico.

Irritação

Quem vive irritado, e acha que isso é traço da personalidade, precisa rever esse pensamento. Realmente, existem pessoas que perdem a calma com mais facilidade. Mas viver com os nervos à flor da pele indica que há algo errado. "Um quadro de distimia, depressão ou ansiedade é maçado por muita irritação", explica o doutor Nelson Carvalhaes. Às vezes, no entanto, basta tirar uns dias de folga ou balancear a alimentação para que o humor volte à normalidade.

Aumento de peso

Além de ser reflexo do sedentarismo e de uma alimentação desregrada, o ganho de peso súbito pode ser consequência da retenção de líquidos. O problema é comum em pacientes que sofrem com insuficiência cardíaca, renal ou hepática e também pode ser efeito colateral de algum medicamento. Por isso, jamais tome qualquer remédio sem orientação médica e avise o seu clínico caso note alguma reação estranha no organismo.

Falta de sono

Tanto a dificuldade para dormir quanto o sono que não satisfaz são sinais de algum problema. Estresse, ansiedade e depressão são alguns dos mais corriqueiros e que demandam atenção imediata. Se não forem tratados adequadamente, esses males podem ter repercussões cardiovasculares, como aumento da pressão arterial e até problemas mais graves, como um infarto.

Preocupação que não passa

Os problemas acumulam-se e você não consegue se desvencilhar deles, mesmo quando o expediente termina ou nos finais de semana. A situação é comum e, ao contrário do que você pensa, não tem nada de produtiva. "O estresse crônico pode levar à hipertensão arterial, a problemas cardiovasculares e cerebrovasculares agudos, além de distúrbios digestivos (cólicas e diarreias) e psiquiátricos", alerta o especialista em check-up.

Apetite desregulado

Num momento, você é capaz de comer um buffet inteiro, sozinho. No dia seguinte, passa as horas com uma bolachinha salgada. Essa pode ser sinal de ansiedade demais e da carência de algum nutriente. Mas nem pense em compensá-la tomando suplementação vitamínica por conta própria. Há o risco de errar nas doses, prejudicando o metabolismo e sobrecarregando as funções de alguns órgãos, como os rins, explica o médico. Uma dieta balanceada é essencial para manter o pique e conseguir dar conta das atividades do dia a dia sem passar mal.

Envelheça com saúde

A partir dos 40 anos, seu corpo passa a experimentar os efeitos da diminuição de testosterona. Trata-se do que os especialistas chamam de Distúrbio Androgênico do Envelhecimento Masculino (DAEM), uma alteração pouco diagnosticada. "O DAEM se caracteriza pela redução de testosterona no sangue, o principal hormônio masculino, o que pode provocar alterações de humor associada à diminuição da atividade intelectual, depressão e irritabilidade", afirma o urologista do check-up Fleury Medicina e Saúde, Jorge Fragoso.

Segundo o especialista, também pode haver redução da massa e da força muscular, diminuição dos pelos, da densidade mineral óssea, alterações na pele e aumento da gordura visceral. "O quadro clínico envolve fatores físicos, que se refletem também em aspectos psicológicos, causando impacto direto na saúde sexual masculina como a diminuição da libido e da qualidade das ereções", explica o especialista.

Para se prevenir, é importante visitar o médico pelo menos uma vez por ano. Ele vai pedir os exames necessários para identificar eventuais alterações no colesterol, nos triglicérides, na pressão arterial e, como não poderia deixar de ser, alterações na próstata.

33

Dê importância ao sono

Alcoolismo: Identifique quando o hábito de beber está se tornando um problema.

Consumo de álcool antes de dormir prejudica o sono e aumenta o cansaço;

Apnéia causa sonolência e falta de disposição.

CAPÍTULO VI

Mindfulness: prática ameniza ansiedade, estresse e ajuda na perda de peso

Técnica de atenção plena pode ser realizada em qualquer momento do dia, inclusive no banho

Sabe aqueles momentos em que você se encontra totalmente no piloto automático? Isso pode acontecer na rua, no trabalho, em casa ou em qualquer lugar em que você já esteja na sua zona de conforto. Para quebrar essa bolha que nos deixa alheio a muitas coisas que acontecem, existe o mindfulness, ou "atenção plena" na tradução para o português.

"O estado psicológico de mindfulness nos liberta de viver a vida como robôs fazendo, dizendo, comendo e se comportando das mesmas velhas maneiras (e ironicamente esperando resultados diferentes). Essa prática ajuda a 'enxergar' a realidade presente de maneira mais objetiva, clara, para que possamos ser mais continentes a ela e não engolidos por ela", explica a psicóloga Danniela Sopezki, instrutora da prática e uma das fundadoras do Iniciativa Mindfulness.

Uma das formas de conseguir inserir esse conceito na sua vida é pela meditação, mas Danniela destaca que mindfulness não se limita a isso. "O termo é usado para várias coisas. Podemos estar falando do estado psicológico, das práticas (como a meditação), de uma característica inata em algumas pessoas, relacionada a predisposições genéticas e experiências proporcionadas pelo estilo de vida", conta ela.

"Nossa mente tem poder de cura para questões emocionais e físicas, de resolução de questões, de tomada de decisão, etc. Ao estimular a mente para um estado especial de atenção, através do mindfulness, novas conexões neurais podem se formar e com isso, novos processos de aprendizado podem ser estimulados. A verdadeira viagem de descobrimento não consiste em ver novas paisagens, mas em ter novos olhos, já dizia o escritor Marcel Proust", completa a também psicóloga Adriana de Araújo.

O processo envolve aprender a regular a atenção, propositalmente, com um senso de abertura e de curiosidade, para a nossa realidade presente. "Ao expandir o estado de mindfulness, aumentamos a nossa disposição para permanecermos mais conscientes e, dessa forma, descobrimos um espaço de liberdade, para que possamos agir na nossa vida com escolhas mais saudáveis, responsáveis, criativas e ajustadas a nossa verdadeira essência, mais independentes de condicionamentos mentais", diz Danniela.

Porque incluir o mindfulness na sua vida?

Os benefícios do mindfulness são tantos, que até hospitais estão incluindo a prática como um dos braços no tratamento de câncer e HIV, conta Danniela: "Inclusive na Inglaterra o mindfulness faz parte do sistema público de saúde como tratamento para recaídas de depressão". Esse estilo de vida tem conquistado muita gente por sua capacidade de melhorar a forma de nos relacionarmos com nós mesmos, "estabelecendo um cuidado com o nosso corpo, estado emocional e mental, porque passamos a nos observar e saber o que fazer para amenizar desequilíbrios. Além de proporcionar autoconsciência e senso de integração mais amplo (ecológico, social)," completa ela. Abaixo, a especialista reúne alguns aspectos que melhoram com o mindfulness:

- Alívio de dores e tensões;

- Diminuição da ansiedade e de sintomas depressivos;

- Redução do estresse e da agitação mental;

- Melhora da concentração e da memória;

- Auxílio na perda de peso;

- Melhora do sistema cardiovascular, digestivo e nervoso;

- Redução da pressão arterial;

- Melhora do sono.

Entre as diversas formas como é possível ser beneficiado pela técnica, o princípio com que ela age no corpo é quase a mesma, por meio da atenção plena. Já pensou conseguir potencializar a perda de peso com o mindfulness? "Quem come distraído, fazendo outras atividades, raramente se sente satisfeito com a quantidade correta e tende a comer mais e mais. A falta de atenção leva a um abuso excessivo da quantidade e tipos inadequados de alimentos para uma vida saudável", diz Adriana.

Ela destaca que, ao trazer a atenção total para o que está fazendo, o que no caso seria durante uma refeição, você degusta, sente as texturas, a temperatura e consegue saborear cada alimento, ganhando um resultado melhor na relação de prazer com os alimentos. Esse mesmo processo se aplica em outros âmbitos, como no trabalho, nos estudos e nas relações pessoais.

Como começar

A boa notícia é que qualquer pessoa pode incluir o mindfulness em sua vida. "Todos nós já temos esse estado psicológico, em graus variados. Para obter os benefícios comprovados, temos que aumentá-lo. Uma boa dica é buscar orientação especializada, porque assim é possível entender teoricamente e, a partir da sua própria experiência, conhecer os benefícios. Fazer aula de yoga, tai chi, artes marciais também é uma forma de executar o mindfulness. Veja que não precisa aumentar o tempo de prática apenas sentado. Há opções para todo mundo! Não há receita de bolo, há o que é bom para você", destaca Danniela.

A ideia é que a pessoa inclua a prática de acordo com o seu espaço, rotina e tempo. Escolha o ambiente que quer começar, a posição que se sentir mais confortável, em pé, sentado ou até deitado, em silêncio ou não, pelo tempo que preferir. "O mindfulness cabe na vida de quem não tem quase nenhum tempo livre, inclusive. Eu falo exatamente isso em meus grupos, que todo momento é um momento para praticar mindfulness, até lendo essa reportagem", ressalta a especialista.

Para começar, você pode escolher três momentos do dia que irá realizar o mindfulness. "Crie lembretes para sair do piloto automático. Pode ser, por exemplo, uma na refeição, outra no banho ou durante algum esporte, no tempo que caminha de um lugar a outro, enquanto dirige. Comece a prática com três situações de sua rotina, especialmente onde passa mais tempo, seja estudando, trabalhando ou treinando", orienta Danniela.

Contraindicações

A contraindicação seria em relação ao tipo de atividade sugerida, sua dose e possibilidades de efeitos adversos. "Existem intervenções especializadas para os mais distintos problemas mentais e físicos, e isso demanda que o profissional saiba o que está fazendo. No caso de pessoa em crise ou sintomas mais sérios, ela deve procurar um profissional da área da medicina ou psicologia porque nesses casos há a demanda de intervenções psicoterapêuticas baseadas em mindfulness, talvez não seja a hora de meditação", lembra a especialista. "Uma pessoa deprimida não tem energia para meditação longa e alguém com extrema ansiedade pode se sentir pior. Mas, como é possível praticar mindfulness em todos os momentos, os profissionais capacitados saberão prescrever o quê, o quanto e como o seu cliente pode praticar, em função de seu quadro clinico do momento", finaliza Danniela.

Quinze dicas para controlar a ansiedade

Livre-se deste incômodo tomando algumas atitudes no dia a dia

A ansiedade é um estado caracterizado por medo, apreensão, mal-estar, desconforto, insegurança, estranheza do ambiente ou de si mesmo e, muito frequentemente, pela sensação de que algo desagradável está para acontecer. Além dos medicamentos convencionais, existem algumas alternativas naturais que podem nos ajudar a controlar a ansiedade. Veja algumas delas:

1. Pratique atividades físicas

A forma mais comum de controlar a ansiedade é a prática de exercícios. Praticar atividades físicas ajuda a lidar com estados de ansiedade porque eleva a produção de serotonina, substância que aumenta a sensação de prazer. Essa alternativa costuma funcionar dependendo da disposição da pessoa, uma vez que nem todo mundo gosta de praticar exercícios.

Caminhar três vezes por semana, por pelo menos meia hora, já pode ajudar a lidar com a ansiedade. O momento da caminhada, além de ser um exercício para o corpo, também pode ser aproveitado para trabalhar a mente, sob a forma da meditação ativa. Quando você anda, pensa. A caminhada de meia hora é um movimento repetitivo e você acaba pensando nos pontos geradores de ansiedade que precisa trabalhar.

2. Reduza seu estresse diário

Pessoas com tendência a ansiedade precisam reduzir o seu estresse diário e existem diversas formas de fazer isso. Para as que ficam estressadas com mais facilidade recomendo sessões de acupuntura regulares, além de meditação. Muitos pacientes com ansiedade se beneficiam também de tratamentos alternativos como a homeopatia e o uso de florais de Bach.

A ioga oferece ao praticante a possibilidade de aprender a controlar sua mente e seu corpo. Este controle, que é obtido através de uma combinação de técnicas respiratórias, corporais e de meditação. Tem como resultados o aumento da flexibilidade, fortalecimento dos músculos, aumento de vitalidade e maior controle sobre o estresse. Além da ioga, outra alternativa de controle da ansiedade são as massagens. Se tiverem uma abordagem mais oriental, buscando o equilíbrio emocional, melhor.

3. Experimente controlar a respiração

Para reduzir as reações do sistema nervoso autônomo, devemos fazer o controle da respiração. Isto pode ser feito compassando a respiração e inspirando lentamente pelo nariz, com a boca fechada. Ao inspirar deixar o abdome expandir-se, ou seja, estufar a barriga e não o peito. Depois, expirar lentamente, expelindo o ar pela boca. Isto pode ser feito em qualquer lugar, a qualquer hora. Além disso, quando você estiver em um ambiente silencioso e com possibilidade de ficar deitado, use uma técnica de relaxamento. O relaxamento combinado com a respiração diafragmática, certamente, reduzirá a respiração ofegante, a taquicardia e o tremor.

4. Evite pensamentos negativos

Em situações de ansiedade que se estendem por longos períodos, recomenda-se que a pessoa evite os pensamentos negativos ou catastróficos. Deve-se tentar dimensionar a gravidade da situação, questionando a si mesmo se existe uma forma alternativa de análise, se estamos superestimando o grau de responsabilidade que temos nos fatos ou se estamos subestimando o grau de controle que podemos ter.

Uma vez avaliada a situação, devemos substituir os pensamentos sobre o evento temido, principalmente os negativos. Sempre que um pensamento negativo se iniciar, devesse substituí-lo por outro pensamento qualquer, preferencialmente, agradável. Isto certamente não é fácil de ser feito, mas é possível e trata-se de um aspecto importante, pois os pensamentos e as falas negativas agravam a situação, intensificando as respostas autonômicas, como o mal-estar e o descontrole respiratório.

5. Invista em alimentos com triptofano

Para controlar a ansiedade, podemos ingerir alimentos que sejam fonte de triptofano, um aminoácido precursor da serotonina, como a banana e o chocolate. Outra possibilidade é ingerir o triptofano em cápsulas, junto com vitamina B6 e magnésio.

Outros aminoácidos que podem ajudar são a taurina e a glutamina. Eles aumentam a disponibilidade de um neurotransmissor chamado GABA, que o organismo usa para controlar fisiologicamente a ansiedade. Eles também podem ser ingeridos em cápsulas, mas apenas com a orientação de um médico especialista.

6. Tome chá

A maioria dos chás possui substâncias que funcionam como sedativos suaves e podem ajudar no controle da ansiedade diária. As plantas mais conhecidas e estudadas com essa ação são a passiflora, a melissa a camomila e a valeriana.

7. Mantenha foco de atenção no presente

Quando sua mente está dedicada integralmente ao momento atual você tem total capacidade de análise, julgamento e ação, portanto esta é uma boa forma de controlar a ansiedade. Quando a mente passeia aleatoriamente entre passado e futuro sem direcionamento para um planejamento você pode se perde nas ideias e a ansiedade pode iniciar ou piorar.

8. Seja mais organizado

Quem vive na bagunça gasta tempo para achar o que precisa, acumula coisas sem utilidade, dificultando o bem-estar e acaba por criar sentimentos de ansiedade. Trabalhar, estudar e viver em ambiente minimamente organizado ajuda no equilíbrio emocional e controle da ansiedade. Além disso, pessoas com uma organização maior do seu tempo conseguem aproveitá-lo melhor, o que reduz muitos fatores causadores de ansiedade.

9. Esteja com quem você ama

Conviver com pessoas queridas da família, amigos e conhecimentos que se tenha afinidade faz toda diferença na qualidade de vida. A companhia de quem amamos é especial para nosso emocional. Quem está bem vive mais relaxado e menos ansioso.

10. Dedique tempo para se cuidar

Reservar algum tempo do dia para você e ser capaz de ouvir suas reais necessidades pode contribuir diretamente para o controle da ansiedade. Saber olhar para si, atender e contribuir para sua meta de vida é uma ação de grande poder para sua vida. Seja capaz de dedicar um pouco de tempo e energia a você mesmo.

11. Cuide dos pensamentos para sorrir mais

Atenção ao que você pensa, pois isso terá impacto direto no seu humor. Avalie suas ideias. Ponha um ponto final em filmes mentais de assuntos negativos sem resolução. Seja capaz de se planejar, programar e ser forte, sem precisar montar um cenário terrível em sua mente. Com pensamentos mais leves, você perceberá o mundo de outra forma e isso lhe ajudará a sorrir mais. O riso, o sorriso faz bem para a cura emocional, relaxa e diminui a ansiedade.

12. Confie mais em si mesmo

Você é (ou deveria ser), sem dúvida alguma, a sua melhor companhia. Não há ninguém que estará ao lado mais tempo que você mesmo, por isso, invista nessa bela parceria com você mesmo. Seja fiel a você. Confie mais e isso lhe dará forças para lidar com a ansiedade do dia a dia.

13. Desenvolva congruência

Quem pensa de um jeito, age de outro e diz ainda outra coisa terá, com toda certeza, ansiedade. Buscar equilíbrio entre o que se quer e o que faz pode contribuir para a harmonia do seu dia. O que está por trás das suas ações? Quais suas reais intenções ao agir? Você atende as suas reais necessidades? Pense com carinho nestas perguntas e tende observar quais atitudes podem ajudá-lo.

14. Fortaleça o autoconhecimento

Quem se conhece bem, sabe respeitar seus limites, consegue dizer não e é capaz de se proteger tem menos ansiedade que outras pessoas que estão ainda aprendendo a se conhecer. Quem tem total aceitação de si mesmo pode pensar, dizer e agir sem culpa com total alinhamento das suas necessidades.

15. Cuide bem do seu momento antes de dormir

Evite ações que levam a agitação, preocupação e desgaste. Nem sempre podemos prever o que pode acontecer pouco antes de dormir, mas aquilo que depende de nós devemos fazer bem feito. Procure conversar assuntos mais sérios fora do horário de ir para cama. Ponha um freio mental em pensamentos de tomada de decisão em momentos de relaxamento. Mudar a vida dentro da cabeça na hora de ir dormir só gera ansiedade e perda de sono.

CAPITULO VIII

Compostos frequenciais auxiliam na biorregulação do organismo

A água é um condutor que possui a capacidade de gravar informações chamadas de "memória da água."

Atualmente existem transmissores que conseguem captar, ampliar e transmitir ondas vibratórias contendo informações específicas para bases condutoras, que podem ser florais ou alimentos.

Hado-energia

Essa tecnologia se chama Hadô Japonês. São equipamentos biofísicos que utilizam o princípio do Hadô para transferir informações a produtos.

O Hadô é uma energia infinitamente pequena, em movimento. Tudo no universo emana Hadô. É o princípio físico da ressonância.

A palavra Hadô, em japonês, se escreve com duas letras e cada uma delas tem o seu significado. A primeira letra, "HÁ", significa "onda" e "DO" significa "vibração".

Assim, se traduzirmos a palavra Hadô para o português: "onda vibratória."

Dessa maneira são produzidos os compostos frequenciais, que são produtos que contém padrões quânticos (energia e informação) com objetivos específicos, ocorrendo assim um melhor aproveitamento de suas propriedades.

Eles funcionam pelos mesmos princípios da homeopatia, da cromoterapia, dos florais e de outros meios sinérgicos, cuja ação é exercida pelo fenômeno da biorressonância.

A ação dos compostos frequenciais é biofísica e baseada nos conceitos da física de frequência, vibração e ressonância.

Por isso, não há nenhuma contraindicação para o seu consumo, inclusive por crianças, pois agem somente neutralizando vibrações negativas, preservando microrganismos favoráveis ao nosso organismo.

Um exemplo de ação desses compostos é na eliminação de parasitas. As parasitoses atingem cerca de 25% da população mundial.

Déficit no desenvolvimento físico e cognitivo, além de quadros de desnutrição, anemias e depressão estão relacionados com parasitoses.

Nesses casos, eles agem energeticamente, equilibrando o conjunto de parasitas negativos com os microrganismos positivos, criando um ambiente inóspito para os parasitas indesejáveis e facilitando sua eliminação pelo sistema imunológico.

A Terapeuta Ortobiomolecular Kellen Calixto de Melo, da Clínica Haya explica: "os metais tóxicos, quando acumulados no organismo, desencadeiam reações químicas que atrapalham o funcionamento e desempenho de tecidos e órgãos de acordo com sua afinidade".

Evitar a contaminação hoje em dia é praticamente impossível, pois eles estão presentes na água, nos alimentos, nos cosméticos, nos medicamentos, em utensílios domésticos, entre outros.

Os compostos frequenciais neutralizam as frequências negativas que o metal gera no organismo com sua vibração, impedindo-o de interferir nos processos orgânicos.

Também é possível por meio dos compostos frequenciais reequilibrar energeticamente o hipotálamo e a hipófise, que são as glândulas responsáveis por parte da sinalização e da modulação hormonal do organismo.

Compostos por padrões florais e frequenciais, eles agem como moduladores do eixo hipotálamo-hipofisário e de seus alvos de ação em várias glândulas endócrinas.

Assim, são tratados distúrbios alérgicos, imunológicos e emocionais, ansiedade ou sentimento de tristeza, de baixa autoestima e apatia, dificuldade de atenção, distúrbios glandulares e neurológicos, como os processos neurodegenerativos, e ainda processos estagnados de cura de traumas ou tumores.

Os compostos frequenciais são utilizados na Terapia Quântica, Terapia Frequencial ou Terapia Ortobiomolecular, uma técnica terapêutica que estuda a saúde do ser humano do ponto de vista dos elementos biofísicos e das energias quânticas que o constituem.

Seu objetivo é restabelecer o equilíbrio bioenergético dos elementos celulares, para que os sistemas orgânicos retornem ao estado de equilíbrio denominado saúde.

A Terapia Quântica oferece ainda respostas eficientes para os seguintes casos:

- Modulação de radiações eletromagnéticas;

- Modulação de intolerâncias alimentares e medicamentosas;

- Melhora na imunidade;

- Auxílio no tratamento de inflamações agudas e crônicas;

- Auxílio no tratamento de distúrbios endocrinológicos;

- Redução de toxicidade orgânica;

- Auxílio no tratamento de neoplasias;

- Melhora no estado orgânico em geral.

CAPÍTULO IX

Incluir hábitos simples no dia a dia alivia sintomas do estresse

O estilo de vida e o estado emocional e psicológico são fatores preponderantes na manutenção da saúde. À medida que houver consciência que o modo de viver é, a curto prazo, prejudicial a saúde física e mental, haverá a necessidade em romper esses hábitos e padrões totalmente desfavoráveis.

Daí a necessidade de avaliar diariamente os hábitos e rotina. Segundo a Organização Mundial de Saúde (OMS), 90% da população mundial sofrem de estresse. O distúrbio, por sua vez, pode ser causado por uma série de fatores. Sendo assim, o estresse em nível alto leva a hábitos nocivos e alguns tipos de vícios, os quais surgem como forma de encontrar prazer e relaxamento imediatos.

Diante disso, a psicóloga, escritora e palestrante, Marilene Kehdi, destaca que é preciso tirar o foco dos problemas e buscar alternativas saudáveis para melhor qualidade de vida e, nos casos graves, buscar a psicoterapia como auxílio.

De acordo com a especialista em doenças psicossomática, há inúmeros tipos de estresse, entre eles, o estresse psicológico, o estresse social, o estresse físico, o estresse emocional, o estresse profissional, o estresse crônico e o estresse pós-traumático.

Por consequência, seja qual for o tipo de estresse que o indivíduo vivenciar com frequência, este irá desencadear alguns sintomas e até dores. Deste modo, todos que sofrem de estresse crônico, ao longo da vida, desenvolvem, em maior ou menor grau, diversas doenças ou então tornam crônicos os diagnósticos já existentes.

Com base nisso, é necessário aliviar o estresse do dia a dia e controlar a ansiedade; caso contrário, o indivíduo torna-se extremamente vulnerável a diversas doenças, inclusive, psicossomáticas.

Contudo, a abordagem psicossomática não descarta nenhum fator no surgimento de uma patologia, sendo ela hereditária, biológica ou genética; mas prioriza o aspecto psicológico e emocional no surgimento de vários sintomas e doenças. Ninguém consegue ser saudável física, mental e emocionalmente se não houver empenho neste sentido. O esforço próprio é fundamental.

Para amenizar o impacto do estresse na saúde é preciso tirar o foco dos problemas, reduzir a tensão, manter a autoconfiança, ter uma visão positiva a seu respeito, melhorar a qualidade do sono e da respiração. Toda pessoa agitada, ansiosa em nível alto, que vivencia com muita intensidade alguns acontecimentos da vida, apresenta problemas respiratórios, em alguns casos, crônicos.

Marilene explica que é preciso ter momentos de relaxamento, parar alguns minutos e respirar profundamente. Como por exemplo, fazer alongamento com o corpo e depois observar ao redor e alongar novamente. Essa pratica traz de volta o foco para o corpo e seus movimentos. Agindo desta forma, as consequências serão benéficas ao físico, mente e alma.

Evitar implicar com as situações e pessoas, ser flexível, erradicar qualquer manifestação de irritação ou raiva e até o simples fato de pensar em algo mínimo que afeta o humor são hábitos que inibem o transtorno. Do contrário, atinge e afeta o cérebro, desencadeando uma reação de estresse.

Sendo assim, há diversas formas, atitudes positivas, que ajudam aliviar o estresse. Como por exemplo, realizar exercícios físicos diariamente, de acordo com o nível de cansaço suportado pelo corpo. Segundo Marilene Kehdi, a prática da atividade física atua no cérebro de forma positiva, produzindo e liberando hormônios que causam sensação de prazer, felicidade e bem-estar, além de regular a sensação da dor.

Manter uma alimentação saudável, com tranquilidade, também é recomendável. Neste caso, é preciso ingerir alimentos que não sejam desencadeadores de problemas gástricos, alérgicos e que causem enxaquecas. Para isso, é preciso que haja auto-avaliação e saber reconhecer o que faz bem e o que o corpo rejeita.

Outro gatilho para aliviar o transtorno é a meditação. De acordo com a psicoterapeuta Marilene, esta opção ajuda a direcionar pessoas ansiosas e inquietas ao equilíbrio, uma vez que, na prática, atua auxiliando a encontrar um modo tranquilo para resolver os problemas do cotidiano e situações adversas.

Possui também papel terapêutico, pois ensina a prestar mais atenção às emoções e ao corpo, a lidar de forma diferenciada com o estresse, a manter uma atitude mental positiva diante dos desafios e, também, promove profundo relaxamento, o qual é essencial para uma vida de qualidade.

Contudo, a psicoterapia é eficaz para o autoconhecimento e também elaboração de fatos que insistem em assombrar e inquietar a mente e a alma do indivíduo que sofre com o estresse. Nessa linha de tratamento, o paciente é conduzido para o despertar novos (e melhores) comportamentos, além de obter a assistência para restabelecer o equilíbrio emocional.

Em suma, o tratamento psicológico é fundamental para a busca do equilíbrio das emoções e ajuste para a um novo estilo de vida, no caso, menos estressante. Ainda assim, se na contingência o paciente vivenciar estresse novamente, o tratamento psicoterapêutico auxilia e orienta a melhor forma de reação, dentro do quadro psicológico, a fim de não desencadear crises.

CAPITULO X

Qualidade de vida: A importância de manter um peso saudável

54

Muito se fala em manter um peso saudável, mas, você conhece os motivos que tornam essa recomendação tão importante?

Dieta

A manutenção de um peso saudável é considerada atualmente uma das principais medidas para a prevenção das doenças crônicas não transmissíveis, que representam a causa de cerca de duas a cada três mortes no Brasil.

Estudos populacionais mostram que o excesso de peso leva quase que inequivocamente a complicações de saúde, pois aumenta o risco de doenças como diabetes, colesterol alto, problemas cardiovasculares e respiratórios, gordura no fígado, apneia do sono, hipogonadismo masculino (baixa produção de testosterona), infertilidade, depressão e diversos tipos de câncer, sem falar nas complicações ortopédicas e limitações para as diversas atividades simples do dia a dia.

O aparecimento de complicações costuma ser uma questão de tempo.

Além de comprometer a qualidade de vida, o excesso de peso aumenta o risco de morte prematura. Nos Estados Unidos já se prevê que a atual geração será a primeira a ter uma expectativa de vida menor do que a de seus pais.

Um estudo mostrou que pessoas com sobrepeso (IMC 25 a 30Kg/m2) podem perder até três anos de vida, enquanto obesos (IMC 30-35Kg/m2) perdem até seis anos, e os muito obesos (IMC 35Kg/m2 ou mais) podem perder até oito anos de vida. Portanto, é importante que a obesidade seja reconhecida como uma doença crônica, e que seja tratada como tal.

Você pode calcular seu risco através do cálculo do IMC*:

* IMC (índice de massa corporal) = peso/altura x altura.

O tratamento da obesidade tem como pilares a redução do consumo energético e o aumento do gasto metabólico por meio da prática regular de exercícios físicos, porém mesmo recebendo essas orientações, grande parte dos pacientes não consegue perder e manter o peso de forma satisfatória.

Infelizmente, as mudanças comportamentais nem sempre são suficientes para vencer as barreiras biológicas ativadas no processo de emagrecimento. Nesses casos deve-se considerar o uso de medicamentos.

Sabemos que a perda de 5 a 10% do peso corporal reduz de forma significativa o risco de desenvolver complicações como o diabetes e as doenças cardiovasculares.

Curiosamente, um estudo recente realizado nos Estados Unidos mostrou que menos de 1% das pessoas com indicação de uso de medicamentos para perda de peso recebe tratamento farmacológico.

Isso pode demonstrar a resistência, ou talvez a falta de conhecimento, de que a obesidade é uma doença crônica, grave e progressiva, e que requer tratamento a longo prazo.

Uma parcela dos pacientes apresenta ainda indicação de tratamento cirúrgico da obesidade, que pode levar a um controle satisfatório do peso corporal e de suas comorbidades.

É importante ressaltar que pessoas com excesso de peso são constantemente expostas a propagandas de produtos que garantem resultados milagrosos.

Deve-se estar atento para evitar o uso de substâncias que não foram submetidas à análise criteriosa dos órgãos regulatórios – o que ocorre com os tratamentos alternativos – que não se mostram seguros nem eficazes para o tratamento da obesidade.

A tendência atual é avaliar e tratar a obesidade como uma doença que apresenta várias nuances, seja com relação à magnitude do excesso de peso, seja pela presença de comorbidades específicas.

Deve-se dar atenção às necessidades de cada paciente para a escolha do tratamento adequado.

Ser obeso não é uma opção de vida, mas o resultado da interação entre uma série de fatores genéticos e do meio ambiente que merece ser tratada com seriedade, durante toda a vida do paciente.

CAPITULO XI

Benefícios da praia e da água do mar

Pesquisas mostram os efeitos emocionais das paisagens à beira-mar e os benefícios físicos do mar e da água salgada.

Benefícios da praia e da água do mar

A velha sabedoria de que estar perto do mar é bom para a sua saúde pode ser verdade, sugerem estudos.

De acordo com a pesquisa da epidemiologista Lora Fleming – da Universidade de Exeter, na Inglaterra – o tempo passado à beira-mar tem muitos efeitos positivos sobre a saúde e bem-estar.

A noção de que estar perto de uma praia o faz sentir saudável não é nova, é claro. Os médicos prescreviam viagens à praia ou visitas a "hospitais de banho" – clínicas especiais que ofereciam tratamentos com banhos de água do mar – já no século XVIII.

Mas só recentemente os cientistas começaram a estudar os benefícios do oceano para a saúde experimentalmente, disse Fleming.

Experimentos e pesquisa

Numa experiência, aos participantes do estudo foram mostradas fotografias de vistas sobre o oceano, campos verdes ou cidades, e foi-lhes perguntado quanto eles estavam dispostos a pagar por um quarto de hotel em cada um desses pontos de vista.

As pessoas estavam dispostas a pagar mais por um quarto com vista para o mar, mostraram os resultados.

Quando você coloca uma pessoa num ambiente de praia, "não vai haver nenhuma grande surpresa para você que as pessoas relaxem", disse o pesquisador Mathew White, psicólogo ambiental em Exeter.

White e seus colegas também analisaram dados na Inglaterra, para ver como viver perto de uma costa afeta a saúde das pessoas. Eles descobriram que as pessoas que viviam perto da costa relataram uma melhor saúde.

Efeitos positivos

É possível que as pessoas que vivem mais próximas à costa sejam simplesmente ricos e tenham um melhor acesso aos cuidados de saúde.

Mas o estudo descobriu que os benefícios de saúde de proximidade do oceano foram maiores para as comunidades socioeconomicamente carentes.

Os pesquisadores também analisaram o efeito de mover-se para perto da costa. A aproximação do mar "melhora significativamente o bem-estar", disse White.

O ambiente à beira-mar pode reduzir o estresse e estimular a atividade física, acrescentou.

Os pesquisadores estão agora a fazer experiências de laboratório para estudar os benefícios fisiológicos da vida costeira. Nas experiências, as pessoas em situações de estresse, como a cirurgia dental, olham para uma praia virtual, na sala dental.

O julgamento está em andamento, mas os primeiros estudos sugerem que as pessoas relatam sentir menos dor quando imersos num cenário de praia.

Estes estudos sugerem que a exposição do oceano pode ser uma forma útil de terapia, disse Fleming. Por exemplo, o surf pode melhorar o bem-estar das crianças problemáticas, disse ela.

Estudos futuros terão de considerar se as crianças e outras populações apresentam os mesmos benefícios da vida costeira, qual a "dose" ideal de tempo gasto no oceano, e quanto tempo os efeitos na saúde se mantêm.

Benefícios da água do mar

Existem outros benefícios concretos que a água salgada proporciona à saúde.

A água do mar além de rica em cálcio, ferro, magnésio, sódio, zinco e cobre é também revitalizante, anti-infecciosa, antiestresse, analgésica, bom para o mau humor e depressão.

Além disso, o sal é um esfoliante natural e favorece o rejuvenescimento celular.

Regula o metabolismo

A água do mar contém minerais como o iodo, que estimula a tireóide, uma glândula que regula o metabolismo. A necessidade de adaptar-se à mudança de temperatura serve para aumentar o ritmo do metabolismo e tem um efeito muito positivo na circulação do sangue.

Melhora o sistema imunológico e a circulação sanguínea

O número de glóbulos vermelhos – as células que servem para transportar oxigênio a todos os recantos do organismo – aumentam aproximadamente entre 5 a 20% depois de um banho no mar.

Ainda em maior proporção aumentam a quantidade de glóbulos brancos, que são as células defensivas encarregadas de lutar contra os agentes infecciosos.

Como consequência, o banho de mar é útil para as pessoas com o sistema imunológico debilitado, com anemia ou com níveis altos de açúcar, já que também ajuda a baixar os níveis de açúcar.

A água fresca do mar e a posterior adaptação do corpo produzem uma benéfica massagem sobre o sistema circulatório: primeiro o sangue flui para a pele e logo retorna aos órgãos.

Isto é muito útil para as pessoas com problemas circulatórios nas pernas. Os que sofrem de hipertensão também acabam por ser beneficiados.

Bom para a pele

Os sais minerais em parceria com o sol regeneram a pele. Em especial, devido ao efeito desinfetante do sol e drenante do mar que ajudam a limpar as impurezas.

Assim, as úlceras na pele, o lúpus, a acne e, sobretudo, a psoríase são algumas das principais doenças que melhoram substancialmente com a água do mar.

Bom para os pulmões

Quando mergulhamos no mar, expiramos o ar que temos em nossos pulmões. Esse movimento proporciona a limpeza dos brônquios.

Neutraliza as cargas negativas

A idéia de que um mergulho no mar ajuda a renovar as energias não é apenas uma figura de linguagem. Os sais presentes na água ajudam a normalizar as reações bioquímicas do corpo, energizando o organismo.

Bom para os ossos, articulações e musculatura

Para mover-se dentro de água é necessário mais esforço, o que faz com que pessoas com problemas de obesidade possam realizar um exercício físico mais intenso, mas com baixo impacto.

O esforço necessário para manter o equilíbrio no vai e vem das ondas também tonifica os músculos.

O mar tem também um efeito analgésico, indicado para pessoas com dores e problemas musculares, articulares, vertebrais, reumáticas, circulatórias, pós-traumáticas e pós-cirúrgicas.

Está, de fato, comprovado que a água do mar pode abrandar o avanço do reumatismo em longo prazo, sobretudo se o tratamento é acompanhado de uma dieta e hábitos de vida saudáveis.

Além disso, a água do mar é rica em magnésio, substância responsável por relaxar a musculatura do corpo. Um mergulho no mar pode ajudar a diminuir o estresse e dormir melhor.

CAPÍTULO XII

Nove dicas de como cuidar da saúde do coração

"Os efeitos dos exageros costumam ser inchaço, ganho de peso, aumento da pressão arterial e alterações no ritmo cardíaco", afirma a nutricionista Ana Carolina Moron Gaglairdi, nutricionista, doutora em Cardiologia pela USP.

Para que você possa desfrutar de todos os momentos com saúde e bem-estar, a Dra. Ana Carolina apresenta algumas dicas importantes que ajudarão a manter o seu coração saudável:

1. Valorize as gorduras 'boas' ao longo do dia

As gorduras saturadas estão associadas ao aumento do nível de colesterol 'ruim', o LDL. Já as gorduras mono e poli-insaturadas, estas últimas fonte de ômegas 3 e 6, estão ligadas à redução dos riscos de doenças cardiovasculares. Inclua essas gorduras na sua alimentação também de final de ano, desde o café da manhã até o final do dia. Opções interessantes que são fontes dessas gorduras são os óleos vegetais como o de girassol, canola e soja, e seus derivados como o creme vegetal, azeites, abacate, nozes e castanhas.

2. Castanhas, nozes e amêndoas

Desde os tempos mais remotos, os frutos secos e as sementes oleaginosas são considerados alimentos nutritivos com elevado valor energético, devendo ser consumidos com moderação. Um punhado por dia é o suficiente. São alimentos com fontes de gorduras mono e poli-insaturadas, aliadas à saúde cardiovascular. Ainda, estes alimentos são excelentes fontes de vitaminas e minerais, aliados à manutenção do metabolismo, como ácido fólico, zinco, magnésio, potássio e vitamina C.

3. Prato equilibrado

O segredo está no equilíbrio. A composição das refeições nas festas deve ser semelhante à das refeições do dia a dia. O que vai diferenciar são as preparações, que são mais elaboradas. Seguindo o exemplo, o principal deve compor a união de vegetais crus e cozidos. Tempere com o molho de preferência, dosando as quantidades ideais – 1 colher de sopa de azeite, por exemplo, é o ideal. Ainda, seguindo com a montagem do prato, servir-se de uma fonte de proteína animal, que pode ser a carne assada, peru, tender ou até o bacalhau. Ao consumir as carnes vermelhas, lembre-se de retirar as gorduras aparentes. Ainda, some a esta composição uma fonte de carboidratos, que pode ser arroz com passas, arroz com cenoura, farofa (sem bacon) ou macarrão a bolonhesa. Se for possível, escolha as opções integrais. Feche a composição com uma porção de proteína vegetal que pode ser o tradicional feijão, ou ouse experimentar o grão de bico ou a lentilha, por exemplo.

4. Comece a refeição pelas saladas

Principalmente em dias quentes, consuma a salada antes do prato principal, já que ela oferece mais saciedade. As fibras presentes nas verduras e nos legumes, quando consumidas antes, podem trazer mais benefícios ao organismo, pois auxiliam na digestão da refeição principal que demora mais para ser digerida. A Organização Mundial de Saúde (OMS) recomenda o consumo de pelo menos 400 gramas de frutas e hortaliças por dia (WHO, 2003).

Anote: tempere as saladas com alimentos fontes de gorduras que trazem benefícios à saúde cardiovascular, como as presentes no azeite e creme vegetal, pois auxiliam na absorção de vitaminas solúveis em gordura.

5. Opte por carnes brancas

As carnes vermelhas costumam ter altas concentrações de colesterol e gorduras saturadas, comumente associadas à incidência de doenças cardiovasculares. Opte por carnes brancas, como as do frango ou do peru que, além de serem fontes de proteínas de alto valor biológico, são ricas em vitaminas do complexo B e em minerais como ferro e zinco. Os peixes, principalmente das espécies arenque, anchova, salmão, sardinha e truta, têm alta concentração de gorduras poli-insaturadas essenciais, da série ômega 3, as quais estão relacionadas à prevenção de doenças cardiovasculares.

6. Vinho para o coração

Diversos estudos já relacionaram o consumo moderado de bebida alcoólica, em especial de vinho tinto, a benefícios para o coração. Uma das explicações está no fato de a bebida conter compostos fenólicos que funcionam como antioxidante no organismo, produzindo efeitos positivos na prevenção do desenvolvimento das doenças cardiovasculares. Isso não quer dizer que seu consumo pode ser abusivo. O consumo de uma ou duas taças é suficiente para obter o benefício. Além de calórico, (1kcal por grama) o álcool em excesso pode pôr a perder os benefícios acima, tendo efeitos maléficos no desenvolvimento das doenças cardiovasculares.

7. Intercale um copo de bebida com água

Intercalar um copo de bebida com água evita excessos no consumo do álcool, associado ao desenvolvimento de doenças cardiovasculares e pode auxiliar na prevenção do estado de embriaguez. Além disso, a água é um importante aliado em todos os momentos. Estar hidratado, repondo os sais minerais perdidos por meio do suor e urina, garante o bom funcionamento do organismo e mantém sua disposição para as atividades diárias. A OMS recomenda diariamente, para adultos sedentários, a ingestão de 2,9 litros de água para os homens e 2,2 litros para as mulheres. Já para os indivíduos fisicamente ativos, a recomendação da OMS ascende a 4,5 l/dia (WHO, 2011).

8. Abuse de frutas na sobremesa

Na época do verão, é importante consumir alimentos que oferecem refrescância e auxiliam com a diurese adequada, essencial para a prevenção da pressão elevada. As frutas indicadas são as aquosas como melancia, abacaxi, melão e laranja. Elas auxiliam na hidratação do corpo e contribuem para evitar a retenção de líquidos.

9. Coma com atenção

Durante a alimentação, é importante ter atenção para ouvir os sinais internos de fome e da saciedade. Valorize a mastigação dos alimentos e o ato de saboreá-los. Assim, você conseguirá apreciar cada momento e evitar os excessos.

CAPITULO XIII

Entenda a importância das gorduras mono e poli-insaturadas para a saúde cardiovascular

Quando o assunto é gordura, a tendência é pensarmos em algo ruim para a saúde. Mas, estudos comprovam que não é exatamente assim. Segundo a Nutricionista Márcia Maria Godoy Gowdak, diretora do departamento de Nutrição da Socesp e responsável pelo departamento de Nutrição da SBH, as gorduras são essenciais ao nosso organismo, pois apresentam um papel importante em seu funcionamento – já que participam de processos estruturais e hormonais – e alguns tipos ainda podem contribuir para a manutenção da saúde cardiovascular. "O mais importante com relação à ingestão de gorduras é ficar atento sobre a quantidade e os tipos que consumimos", destaca.

Saúde-cardiovascular

A Dra.Márcia Gowdak alerta que existem gorduras que podem fazer mal à saúde e que aumentam o risco de desenvolvimento de doenças do coração. Outras, porém, podem ajudar a protegê-lo. O primeiro passo é deixar de lado o mito de que toda gordura aumenta o risco de doenças cardiovasculares. A ingestão de ômega 6, por exemplo, é importante, já que este é um nutriente essencial, ou seja, nosso organismo não consegue produzi-lo. Diante disto, a única forma de obter este nutriente é por meio de uma alimentação que contenha fontes desse tipo de gordura."

Um estudo realizado por Walter Willet, médico e chefe do departamento de Nutrição da Harvard School of Public Health, confirma que uma alimentação rica em Ômega 6 reduz o risco de ataque cardíaco e, quando seu consumo substitui os carboidratos e gorduras saturadas na dieta, a redução do risco é ainda mais significativa.

Confira, abaixo, alguns tipos de gorduras e dicas da Nutricionista Dra. Marcia Gowdak para, gradativamente, adotar uma alimentação equilibrada, rica em gorduras "boas" para o coração.

Gorduras que podem ajudar a proteger nossa saúde

Gorduras insaturadas são as que chamamos de "gorduras boas" e há dois tipos: poli-insaturada e monoinsaturada.

Gorduras poli-insaturadas são encontradas em:

- Peixes oleosos como arenque, salmão, cavala, atum e sardinhas;

- Óleos vegetais como o de soja e produtos derivados;

- Cremes vegetais.

Gorduras monoinsaturadas são encontradas em:

- Azeites;

- Nozes como castanhas do Brasil, amêndoas e avelã;

- Abacate.

Gorduras que devem ser consumidas com moderação

Gorduras saturadas e trans são as chamadas "gorduras ruins" e o consumo em excesso na alimentação é uma das principais causas de colesterol elevado e outros problemas de saúde.

Gorduras saturadas são encontradas em:

- Manteiga;

- Carnes gordurosas;

- Queijos "gordos";

- Leite integral;

- Óleo do côco.

Gorduras trans são encontradas em:

- Produtos de panificação (pães industrializados);

- Biscoitos recheados.

Dicas:

- Substitua a manteiga, rica em gorduras saturadas, por alimentos que contenham mais gorduras insaturadas, como o creme vegetal.

- Tente criar o hábito de verificar a quantidade dos tipos de gordura presentes nos rótulos de alimentos. Escolha aqueles com os menores teores de gordura saturada e sem gordura trans;

- Ao consumir leites e derivados, prefira os com baixo teor de gordura, como os de soja, leites desnatados ou semidesnatados, iogurtes/bebidas lácteas e queijos com baixo teor de gordura, como o cottage ou ricota;

- Substitua carnes gordurosas como carne seca, costela, cupim, bisteca de porco e salame, por exemplo, por carnes com menor teor de gordura como alcatra, acém, coxão duro, coxão mole, filé mignon, lagarto, maminha e lombo de porco. Sempre retire a gordura aparente no momento do preparo ou antes de comer.

- Além disso, sempre que possível, troque carne vermelha por frango sem pele, peru ou peixes.

- Varie o cardápio com os alimentos (abaixo) que podem contribuir para a saúde do coração:

- Óleo de côco por óleos vegetais, como o azeite de oliva;

- Ao invés de manteiga ou requeijão, prefira o creme vegetal;

- Abuse de frutas, legumes e verduras;

- Alterne o consumo de carne vermelha com frango sem pele e peixes oleosos como cavala e salmão;

- Varie no café da manhã, com leite de soja ou desnatado.*

---

*Este texto foi oferecido pela Becel – No Brasil, Becel é patrocinadora do movimento Ame o Coração, que em parceria com o HCor (Hospital do Coração) e o Incor (Instituto do Coração), busca conscientizar cada vez mais pessoas sobre os cuidados com o coração através de pequenas mudanças de hábito.

CAPITULO XIV

Sete dicas práticas para manter sua voz saudável

Em 16 de abril, comemora-se o dia mundial da voz. A data marca um mês de ações voltadas para os cuidados com a saúde vocal e a sua importância para a qualidade de vida.

A comemoração começou no Brasil, em 1999 e, a partir de 2003, se tornou internacional. Hoje a data é lembrada através de eventos organizados em países de todos os continentes.

A voz é nosso cartão de visitas e tem grande impacto na constituição de nossa imagem pessoal e profissional. Através dela expressamos nossas emoções e pensamentos. É o canal pelo qual nos comunicamos com o mundo. Dados apontam que 80% da população economicamente ativa utiliza a voz como instrumento de trabalho.

A fonoaudióloga Mirella Guilhen, explica que o objetivo de tornar abril o mês da conscientização em saúde vocal é alertar sobre a importância da voz para as relações humanas e divulgar para o maior número de pessoas como podemos mantê-la saudável.

Mirella explica que é muito simples cuidar da voz e traz sete dicas práticas para mantê-la saudável no dia a dia:

1. Hidrate-se

Beba muita água e água de coco. Elas são excelentes aliadas da sua voz.

2. Coma maçã

A maçã, além de ser saudável e muito saborosa, também é uma das melhores amigas da voz. Isso porque ela tem propriedades adstringentes que limpam a região do trato vocal.

3. Mantenha uma postura alinhada

Muita gente não sabe, mas a postura correta é uma grande aliada da saúde vocal.

4. Cuide das vias respiratórias

Voz é essencialmente ar, por isso é muito importante ter uma boa respiração. Limpar e hidratar as narinas com soro fisiológico é uma prática simples para melhorar a saúde vocal. A vaporização e a inalação também ajudam muito a manter o ar circulando livremente.

5. Faça gargarejos

A receita é caseira, mas os resultados são profissionais. Gargarejos com água morna e uma pitada de sal também são ótimos para a voz. Experimente.

6. Durma bem

A cada dia surgem novas evidências da importância da boa qualidade do sono para a saúde e, para quem ainda não sabia, dormir bem também ajuda a cuidar da voz.

7. Boceje

Sabe aquela vontade de bocejar quando bate uma preguiça ou sono? Acredite, além de ser muito bom para relaxar, pode ser um ótimo exercício para a saúde vocal. Então na dúvida, boceje e espreguice.

E para manter saúde vocal em dia, Mirella também alerta para os Inimigos da saúde vocal: "Bebidas alcoólicas, drogas, cigarro, sprays e pastilhas refrescantes, balas e até mesmo comidas condimentadas podem prejudicar a saúde da sua voz. Eu recomendo que sejam evitados, sempre que possível.

Também é importante não abusar da voz, quando você exige mais do que a sua zona de conforto permite, sua voz sofre. Sempre que possível, não grite e mantenha um tom confortável para você.

E, por fim, evite pigarrear. Este ato de 'raspar' as pregas vocais com frequência é agressivo para sua voz. Existem outros fatores que interferem na saúde da voz para algumas pessoas, mas não para outras. Meu conselho é que cada um fique atento e perceba como a sua voz se comporta para evitar situações que possam agredi-la.", orienta.

Uma questão de saúde

Entre as causas mais frequentes de alterações na voz estão as infecções respiratórias. Elas costumam aparecer como um sintoma de gripe e, na maioria dos casos, podem ser resolvidas com hidratação e repouso vocal. Mas a especialista alerta que, se a melhora não acontecer em até quatro semanas, é preciso procurar um médico.

"A maioria das pessoas não sabe, mas a rouquidão é o primeiro sintoma do câncer de laringe. Isso não significa que quando a pessoa está rouca, tem câncer. Em muitos casos a rouquidão aparece em consequência de uma gripe ou de um mau uso da voz.

Porém, se a rouquidão ou qualquer sintoma vocal permanecer por mais de duas semanas, é preciso ficar atento e procurar ajuda, pois este é um dos primeiros sinais de que algo mais sério pode estar acontecendo. Minha orientação, neste caso, é procurar um otorrinolaringologista para uma avaliação detalhada das estruturas que estão envolvidas na produção vocal e um fonoaudiólogo para avaliar e cuidar da parte funcional da voz", afirma.

Mirella complementa: "Uma voz bem cuidada traz muitos benefícios, além de uma boa saúde. Ela favorece sua comunicação pessoal e profissional. Uma voz que está alinhada com a imagem que você deseja transmitir, te deixa confiante e seguro e pode ser uma grande aliada nas suas conquistas".

CAPÍTULO XV

Caminhada, um exercício aeróbico perfeito

Caminhar é fácil, não tem custo ou contra-indicação, ajuda a emagrecer, tonifica os músculos, além de reduzir os riscos de doenças, inclusive depressão.

Existe, sim, uma atividade física perfeita, fácil e leve de desempenhar, capaz de proporcionar saúde, beleza, boa forma e muito mais: a caminhada. "É indiscutivelmente um dos exercícios mais eficientes, que pode ser praticado por qualquer pessoa, independentemente da idade ou do condicionamento físico", garante o fisiologista e personal trainer Fábio Bernardo (SP).

Se realizado com freqüência – no mínimo três vezes por semana, durante 30 minutos -, torna-se eficaz para abandonar o sedentarismo, expulsar doenças e melhorar a qualidade de vida. Nas ruas da cidade, na esteira da academia ou até mesmo na areia da praia, você pode usufruir todos os benefícios dessa modalidade.

Já um recente estudo (14/03/2012) apresentado nos Estados Unidos revelou que uma hora de caminhada por dia reduz o fator genético da obesidade: o sedentarismo amplia a predisposição genética para a obesidade, mas é possível reduzir seus efeitos à metade caminhando a um ritmo constante durante uma hora por dia.

"Nossa pesquisa mostra que caminhar em um bom ritmo diariamente reduz a influência genética na obesidade, o que se traduz pela queda à metade do índice de massa corporal (IMC)", assinalaram os pesquisadores.

Já um estilo de vida sedentário, marcado pelo ato de ver televisão quatro horas por dia, aumenta a influência dos genes sobre o tamanho da cintura e faz subir 50% o Índice de Massa Corporal (peso dividido pela altura ao quadrado)", acrescentaram os especialistas, em um comunicado.*

*Ciência e Saúde – AFP

Muitos benefícios na caminhada

Assim como a corrida e a natação, caminhar é uma atividade aeróbica que ainda tem a vantagem de ser a mais segura de todas do ponto de vista cardiovascular e ortopédico.

Sem falar que favorece muito a saúde do corpo todo: combate o colesterol ruim, estimula a circulação sanguínea, aumenta a capacidade cardiorrespiratória e a densidade óssea, favorece o controle de doenças como diabetes e hipertensão e ameniza desequilíbrios posturais e articulares.

Até problemas como insônia e depressão melhoram com o andar constante, que ainda relaxa e proporciona bem-estar emocional, afastando o mau humor e o estresse.

Importante: caminhar também afina a silhueta. Meia hora em ritmo moderado pode enxugar até 200 calorias. Utilizando velocidade e terrenos com subidas e descidas ou elevação na esteira, é possível tonificar os músculos. "O exercício freqüente melhora o tônus das pernas, do bumbum e do abdômen", afirma Carlos Cintra, preparador físico e fisiologista do exercício (SP).

No ritmo certo

Para ganhar condicionamento físico é preciso acelerar o ritmo cardíaco e direcionar o treino para um objetivo específico. Se quer apenas relaxar, caminhe devagar, cerca de 1 km em meia hora.

Já se pretende ganhar fôlego, escolha uma passada mais acelerada e terrenos com inclinação. Assim, o metabolismo aumenta e dá para andar 2 km em 30 minutos.

Caso queira emagrecer e conquistar condicionamento físico, treine em subidas e descidas. Você caminhará cerca de 3 km em meia hora. Para queimar gordura durante o exercício, o batimento cardíaco tem de ficar entre 70% e 80% da sua freqüência cardíaca máxima (FCM).

Calculando a Frequência Cardíaca Máxima

Faça a seguinte conta para atingir essa marca: subtraia sua idade de 220 batimentos por minuto (BPM), que é o máximo estimado para qualquer pessoa. Multiplique o resultado por 70%.

Veja o exemplo de uma pessoa de 30 anos:

220-30 = 190. 190 x 70% = 133 BPM.

Isso quer dizer que o coração deve bater 133 vezes em 1 minuto de atividade. Para controlar, utilize um freqüencímetro ou conte os batimentos apertando o pulso. O treino não pode ser intenso a ponto de impedir que você vá até o final, nem tão leve que não estimule sua função cardiorrespiratória.

Lembre-se também de alongar todo o corpo antes e depois da caminhada, utilizar roupas que facilitem a transpiração e um tênis adequado e caminhar nos horários em que o sol estiver mais brando – antes das 10h da manhã e depois das 17h. Além de procurar lugares seguros, bem ventilados e terrenos regulares.

CAPÍTULO XVI

Sete dicas para baixar o nível de triglicérides do sangue

Começar a praticar exercícios e parar de fumar já é um bom começo

Receber o diagnóstico de colesterol alto vira alvo de grande preocupação para muitas pessoas. O mesmo nem sempre acontece com aquelas que descobrem ter alto nível de triglicérides - ou triglicerídeos - no sangue. Menos agressivos, os triglicérides costumam ser ignorados por muitos, mas eles também são perigosos se não controlados: aumentam os riscos de doenças coronarianas e até de desenvolver diabetes.

O endocrinologista Amélio Godoy Matos, que já foi presidente da Sociedade Brasileira de Endocrinologia e Metabologia, explica que os triglicerídeos são um tipo de gordura proveniente da ingestão de carboidratos e da própria gordura. Assim, ele está presente em cerca de 90% da nossa alimentação, enquanto o colesterol pode ser encontrado em apenas 10% dos alimentos ingeridos. Ainda assim, as melhores formas de baixar o nível de triglicérides não se restringem apenas à alimentação. Confira sete dicas que ajudam a controlar a taxa dessa gordura.

Os triglicerídeos são originados de duas maneiras: pela ingestão de alimentos ricos em gordura ou pela sintetização de carboidratos no fígado. Dessa forma, uma das primeiras recomendações médicas para baixar o nível de triglicérides é criando uma dieta balanceada e, claro, com baixo teor de carboidratos, aponta o endocrinologista Amélio. Isso inclui massas, frutas e tubérculos, como a batata.

"Excesso de peso é a principal causa de aumento de triglicerídeos no sangue", explica Amélio Godoy. Por isso, aliar uma dieta equilibrada à prática de exercícios físicos, de preferência aeróbicos, é a melhor maneira de combater o alto nível de triglicérides, uma vez que ele aumenta a queima de gordura corporal.

Verduras e legumes

Verduras e legumes também não podem faltar no cardápio. "Alguns deles até apresentam uma porcentagem considerável de carboidratos, mas, ainda assim, serão sempre mais bem-vindos do que alimentos processados, como pães e massas', explica o endocrinologista Amélio.

Álcool

"Bebidas alcoólicas são altamente calóricas, estimulando a produção de triglicerídeos e por isso, devem ser evitadas', aconselha o profissional. Uma latinha de cerveja, por exemplo, tem 147 calorias; uma taça de vinho tinto seco, 107 e uma única dose de uísque, 240 calorias.

Ômega três

Peixes, como salmão e atum, são alimentos ricos em ácidos graxos ômega 3, uma gordura insaturada, que reduz o nível de triglicérides do sangue. Assim, seu consumo sempre deve ser priorizado quando a outra opção for uma carne vermelha. Lembre-se, apenas, de preparar o peixe de forma que ele fique com baixo teor de gordura, sendo a melhor alternativa grelhá-lo.

Açúcar

Outro alimento que deverá ser controlado são os doces, já que o açúcar é um tipo de carboidrato. No organismo, ele é quebrado e transformado em partículas menores que serão absorvidas. O problema é que essa absorção estimula a produção de triglicerídeos pelo fígado. Além disso, há um depósito dessa gordura no pâncreas que atrapalha o funcionamento das células de insulina, fazendo com que a taxa de glicose no sangue também aumente.

Tabagismo

O tabagismo aumenta os riscos de doenças cardiovasculares e diabetes, sendo um hábito prejudicial que potencializa os prejuízos causados pela alta taxa de triglicerídeos no sangue. Assim como o açúcar, ele causa resistência de insulina devido ao acúmulo de gordura no abdômen.

CAPÍTULO XVII

Como a atividade física ajuda no combate a hipertensão

A pressão alta pode parecer um problema de saúde de baixa gravidade, mas, se não for devidamente tratada, ela pode se tornar um risco para a sua vida.

A atividade física para hipertensos, combinados a outras recomendações médicas, é uma forma eficaz para prevenir e melhorar a pressão.

A hipertensão, conhecida popularmente como pressão alta, está relacionada com a força que o sangue faz nas artérias para conseguir circular por todo o corpo.

Quando elas estão estreitas, o coração precisa fazer mais força para que o sangue possa passar, dilatando o coração, danificando as artérias e aumentando a pressão sanguínea.

Hipertensos têm mais chances de apresentar comprometimentos vasculares, tanto cerebrais, quanto cardíacos, principalmente porque a doença é silenciosa.

Ela é responsável por 40% dos infartos, 80% dos derrames e 25% dos casos de insuficiência renal terminal no Brasil.

Os sintomas, como dores de cabeça e no peito, tonturas, fraqueza e zumbido no ouvido, podem ou não aparecer só quando a pressão arterial atinge um pico ou quando chega a algum órgão vital.

Uma pessoa hipertensa tem a pressão arterial igual ou acima de 14 por 9 (140mmHg X 90mmHg) quando está em repouso.

Qualquer um pode desenvolver a doença, inclusive crianças.

Entre as causas conhecidas, estão o fator genético (90% dos hipertensos têm propensão ao quadro) e os fatores de risco, como excesso de gordura e sal na alimentação, alcoolismo, tabagismo, estresse e, ainda, o sedentarismo e a obesidade.

É por isso que para ajudar a evitar os problemas da pressão alta, praticar exercícios físicos é a melhor opção.

Confira abaixo como a prática de atividades físicas pode auxiliar você a melhorar sua saúde combatendo a hipertensão.

Exercícios físicos substituem o uso de remédios

Nos casos de hipertensão leve, os médicos recomendam primeiro o tratamento não medicamentoso, que envolve mudanças nos hábitos de vida, como a prática de exercícios físicos, a melhoria da alimentação e a diminuição da ingestão de álcool.

Tudo isso pode ajudar a controlar o peso, já que existe uma relação próxima entre massa corporal e pressão: emagrecer 10% do seu peso é uma forma muito eficiente de controlar a pressão arterial.

Casos em que a mudança de hábitos não fez efeito ou em hipertensos moderados, o tratamento indicado é feito com o uso de remédios indicados por um profissional.

Atividades físicas amenizam os fatores de risco

A atividade física contribui com a prevenção da hipertensão e também com a redução da pressão arterial, pois ela ajuda a controlar os fatores de risco.

A obesidade, por exemplo, está relacionada a uma alimentação inadequada e ao sedentarismo.

Ao se exercitar, você passa a fazer refeições balanceadas para suprir as necessidades energéticas de um bom treino e gasta energia, perdendo calorias e promovendo o emagrecimento.

Se você já é ativo e possui um bom condicionamento físico, há menos risco de desenvolvimento da hipertensão arterial.

As alterações fisiológicas proporcionadas pelas atividades físicas ocorrem tanto durante quanto após o treino.

Se exercitar libera o estresse

Nos dias de hoje, eliminar os problemas do trabalho, do trânsito, das finanças, dos relacionamentos e muitos outros é difícil.

No entanto, é possível aliviar a tensão e ganhar mais qualidade de vida com a prática de uma atividade física, reduzindo o estresse, que induz à hipertensão.

Durante o treino, a produção de endorfinas – ligadas à sensação de prazer e bem-estar – e de testosterona – que diminui os níveis de cortisol (o "hormônio do estresse") –, aumenta.

No entanto, o exercício só será relaxante se você não se cobrar demais, pois a competitividade pode alavancar o estresse mais uma vez.

Melhores atividades físicas para hipertensos

Devido às condições sensíveis de saúde, a atividade física para hipertensos só deve ser realizada com o auxílio de um profissional pois, além de evitar danos e lesões, o controle da respiração e da própria pressão é muito importante para quem sofre com a doença.

Para esse público, os melhores exercícios são os aeróbios, seguidos pelos de força, como:

– Caminhada ou corrida: essas opções de atividades aeróbicas ajudam a baixar a pressão arterial se forem realizadas em intensidade entre leve e moderada.

O ideal é praticar até três vezes por semana por pelo menos meia hora.

– Dança: a modalidade é uma boa opção para quem gosta de ter liberdade na hora de praticar, pois não é repetitiva.

No entanto, por ser um exercício aeróbico, assim como a corrida ou a caminhada, ela reduz a pressão arterial e provoca a sensação de bem-estar que estimula a persistir no treino.

– Musculação: além da intensidade moderada e com cargas mais leves, o ideal é que o hipertenso exercite poucos músculos por vez para não comprimir demais os vasos. Esses exercícios podem ser praticados em uma academia ao ar livre, onde os aparelhos possuem pesos padronizados para um treino funcional. Também é preciso prestar atenção ao seu nível de cansaço e fazer um tempo de repouso mais longo, com pelo menos dois minutos, para manter a pressão estável.

CAPÍTULO XVIII

Meditação

Ela trabalha no funcionamento e na anatomia do cérebro e ajuda a prevenir conturbações do corpo e da mente

Com a passar dos anos, a espessura da camada superficial da massa cinzenta, o córtex pré-frontal, tende a afinar. E isso não ocorre apenas nessa área, que comanda o nosso raciocínio. Essa espécie de atrofia também consome insula e o hipocampo, estruturas que regem as emoções e a memória. Essa é a razão porque tanta gente fica mais esquecida e teimosa à medida que envelhece. Entretanto, ha um método ancestral capaz de atenuar esse processo: a meditação. Esse método foi testado e aprovado por exames de neuroimagem em um estudo com pessoas de meia-idade assinado pela Universidade Harvard, nos Estados Unidos. Os voluntários que praticavam regularmente a meditação apresentavam uma capacidade cognitiva típica de jovens de 25 anos.

O experimento constatou que os praticantes de Mindfulness, uma das técnicas de meditação, conservavam mais neurônios trabalhando em recantos cerebrais como o hipocampo. "Hoje sabemos que essa região se encontra menor na presença de transtornos neurológicos e psiquiátricos," diz a neurocientista de Harvad, Gaelle Desbordes. "Quando praticada com regularidade, a meditação pode inclusive retardar o comprometimento cognitivo e o Alzheimer," afirma o neurocirurgião Fernando Campos Gomes Pinto, do Hospital das Clínicas de São Paulo.

Não é por acaso que nas ultimas décadas, grandes centros de pesquisa tem levado monges para os laboratórios. Por meio de eletrodos conectados ao crânio dos monges, os estudiosos apuraram como a meditação influencia o funcionamento do cérebro. Em um desses estudos, o neurocientista Andrew Newberg da Universidade Thomas Jefferson desvendou que as áreas envolvidas com o raciocínio, o planejamento lógico e o senso espacial praticamente "apagam" durante as sessões, como se os monges estivessem fora de si. Enquanto isso, áreas ligadas a emoções, como compaixão e empatia, ficavam em frequência máxima. "São mudanças que reduzem a ansiedade e proporcionam bem-estar," setencia Newberg.

Algumas das técnicas de meditação:

Meditação Concentrativa

O praticante se concentra na respiração, numa palavra, num mantra ou num objeto fixo. Sempre que houver distração, deve ignorá-la e retornar ao ponto escolhido.

Meditação da Compaixão

A idéia e mentalizar alguém e direcionar a ele sentimentos positivos, exercendo o altruísmo. Pode-se repetir frases positivas.

Meditação transcendental

Vem da tradição hindu e consiste em ficar sentado, de olhos fechados, repetindo um mantra personalizado, por meio do qual se atinge um estado alterado de consciência.

Da mente para o corpo

A meditação entrou para o campo científico ainda nos anos 70. Daquela época pra cá, a medicina ocidental constatou que a prática da meditação auxiliam no controle da pressão arterial, na dor crônica, e nas desordens mentais. A revisão recém apresentada no congresso da Associação Americana do Coração concluiu que há dados sólidos a favor da meditação (especialmente a Transcendental) no que diz respeito a proteção contra infartos.

CAPÍTULO XIX

EXERCÍCIOS DE RESPIRAÇÃO E YOGA PARA A ANSIEDADE

Respirar não significa apenas colocar ar para dentro do corpo

Quando nascemos, a primeira coisa que fazemos é respirar. Nosso pulmão se enche de ar e o que acontece? Colocamos para fora todo aquele ar novo que entrou com um choro... É a primeira nova sensação que experimentamos, ela é inata. Fazemos isso inconscientemente, e durante boa parte da vida - para muitas pessoas, durante toda a vida. Seguimos fazendo isso sem pensar sobre o assunto. Mas a respiração é muito mais do que uma habilidade inata. Quando feita conscientemente, pode transformar nossa maneira de viver e de lidar com nossas emoções.

Respiração para silenciar a mente

Fácil de praticar, terapia ameniza dificuldades e melhora sua energia.

A correria do dia a dia muitas vezes nos impede de simplesmente parar e respirar corretamente. Quando nos damos conta estamos tão estafados que mal conseguimos lidar com as situações mais simples, como a respiração. E uma boa respiração nos ajuda a controlar essa ansiedade e nos traz de volta para os detalhes do cotidiano que passam despercebidos. Isso significa que se atentamos para a nossa respiração estamos dando um passo muito importante para melhorar todo nosso estilo de vida.

PRANA: A ENERGIA QUE FLUI PELO CORPO POR MEIO DA RESPIRAÇÃO

Existem muitas técnicas que nos ensinam a controlar nossa respiração. Na prática do Yoga ela é peça-chave para que possamos encontrar nosso equilíbrio. Para os "yogues", quando inspiramos não estamos apenas colocando "ar para dentro", mas também inspirando energia. Essa energia cósmica que envolve todos os seres vivos é chamada de Prana.

O Prana flui no nosso corpo através de milhares de canais de energia sutis chamados de "nadis" e pelos centros de energia chamados de "chakras". Com a prática de Yoga aprendemos a controlar e canalizar essa energia para nosso benefício e de outros. Cada postura (ásana) tem seus movimentos sincronizados com a respiração e, quando praticadas corretamente, nos permitem direcionar a energia do Prana para cada um de nossos chakras, promovendo a cura de diversas enfermidades do corpo e doenças psicossomáticas. "Cada postura (ásana) tem seus movimentos sincronizados com a respiração e, quando praticadas corretamente, nos permitem direcionar a energia do Prana para cada um de nossos chakras, promovendo a cura de diversas enfermidades do corpo e doenças psicossomáticas."

Dentro da filosofia do Yoga existem exercícios para controle da respiração chamados Pranayamas, que visam extrair o máximo de energia vital a cada respiração, levando, assim, esse Prana para cada célula do nosso organismo. Quando o nível de Prana aumenta, naturalmente nossa mente torna-se calma e positiva, mas só conseguimos nos beneficiar dessa energia quando a respiração se torna consciente.

A maioria das pessoas desconhece esses benefícios, pois estão desconectadas de sua própria respiração - por isso suas mentes são agitadas e inquietas. Quando a respiração não é controlada, nossa mente permanece instável, mas quando a controlamos conseguimos deixar nossa mente imóvel e permanecer no momento presente, o que é fundamental para nossa saúde mental.

A prática de Pranayamas mexe com energias sutis, por isso, o aprofundamento de sua prática é indicado apenas com orientação de um/a instrutor/a ou mestre de Yoga apta/o para isso. Porém, qualquer pessoa pode iniciar exercícios de respiração básicos para acalmar a mente e, consequentemente, melhorar sua qualidade de vida.

CAPÍTULO XX

CHAKRAS REVELAM QUAL ÁREA DA SUA VIDA PRECISA DE ATENÇÃO

Desarmonia em pontos energéticos do corpo reflete
o que você está fazendo de errado

Somos todos feitos de energia. Estudos milenares, hoje em dia comprovados pela ciência (vide livro Teoria dos Chakras, de Hiroshi Motoyama - Editora Pensamento), mostram que todo ser tem diversos pontos energéticos em seu corpo, que "comandam" determinadas partes de nós, trazendo harmonia quando equilibrados, ou desarmonia quando não estão fluindo da maneira adequada. Esses pontos são chamados de Chakras e, para facilitar ainda mais o entendimento, foram selecionados os 7 pontos mais importantes para serem estudados, já que eles regem as questões principais de nosso corpo.

Desvendando o significado dos Chakras

Centros de energia em desequilíbrio sinalizam o que é preciso melhorar.

Os 7 Chakras principais do ser humano estão conectados com tudo o que acontece conosco interna e externamente. Eles estão localizados ao longo de nossa espinha dorsal, desde o cóccix até o topo da cabeça, tendo uma forma energética circular que influencia os órgãos e os sistemas de cada região. A intenção principal deste tópico é trazer o entendimento de como funciona cada um deles e como podemos equilibrá-los para levar uma vida mais plena.

QUAL ÁREA DA SUA VIDA ESTÁ PREJUDICADA?

Cada Chakra possui uma função, uma cor e uma localização. Entender essa base nos trará clareza para saber qual área de nossa vida precisa de atenção, já que a desarmonia de um Chakra é reflexo do que estamos fazendo de errado dentro ou fora de nós.

E isso tem a ver com nossos pensamentos, nossas ações, nossos resultados pessoais ou profissionais, nossos relacionamentos, nossa forma de enxergar e contribuir com o mundo e qualquer outra função que tenhamos em nossa existência.

Os Chakras se desequilibram com os excessos. Se fazemos algo demais ou de menos em nossas vidas, um Chakra vai ser prejudicado. Chamamos isso de energias Yin e Yang, sendo que o Yin é a energia do recesso, do descanso e da não-ação; e o Yang é a energia do excesso, da atividade e da ação. Essa é uma das bases de todos os treinamentos que fazemos na Pandora - Evolução Consciente.

Para facilitar o entendimento, colocamos abaixo as informações principais de cada Chakra, junto com dicas simples para aplicarmos em nosso cotidiano e termos resultados efetivos para melhorar a nossa vida. Acompanhe.

1º - O CHAKRA BASE

O primeiro Chakra (Chakra Base ou Raíz), situado na base da espinha dorsal, é responsável pela energização geral do organismo. É o Chakra que nos conecta à terra, ao mundano, à nossa sobrevivência. E, por isso, é o Chakra Básico. Controla também o sistema gênito-urinário e nossos impulsos mais externos, como fome, sono, vícios e aspectos ligados à saúde. Portanto, se temos um desequilíbrio em alguma dessas áreas, esse é o Chakra que temos de ficar atentos.

Desequilíbrio do Chakra Base

Se estivermos dormindo demais ou de menos, comendo muito ou pouco, com vícios exagerados de qualquer tipo, isso fará com que esse Chakra fique em uma frequência alterada, podendo nos causar problemas como doenças de saúde (gripe, febre, etc.), medo compulsivo, raiva, entre outros sentimentos instintivos negativos.

Como equilibrá-lo?

O equilíbrio desse Chakra vem de atitudes de simplificação e moderação. Temos a tendência de complexar demais nossa maneira de agir e pensar, fazendo com que sempre estejamos ansiosos ou nervosos com as hipóteses do que pode acontecer com nossa vida. Algumas práticas podem ajudar a melhorar esses aspectos:

1.Dormir ou acordar mais cedo;

2.Mastigar mais vezes cada garfada no alimento;

3.Beber mais água.

Esses são passos iniciais para mantermos a atenção nesse Chakra, mas procure sempre estar atento (a) a qualquer alteração que você tenha em um dos pontos que falamos anteriormente.

2º - O CHAKRA SACRO

O segundo Chakra (Chakra Esplênico, Sacro ou do Baço), relaciona-se com o poder criador da energia sexual. Quando esse Chakra está enfraquecido, indica distúrbios da sexualidade ou disfunções endócrinas. Quando muito energizado, indica excesso de hormônios e sexualidade exacerbada.

Ele também é o Chakra que controla nossos prazeres, muito conectado ao desejo e ao vício. Portanto, é importante observarmos quais são os nossos desejos mais profundos e por que estamos desejando tanto algumas coisas em nossas vidas.

Desequilíbrio do Chakra Sacro

Se estivermos sempre baseando nossa felicidade em prazeres momentâneos, esse Chakra poderá nos trazer distúrbios fortes de vícios ou de sofrimento por não ter o que queremos, gerando tristeza, apatia, depressão ou até ansiedade por não satisfazermos nossos pequenos desejos do dia a dia.

Como equilibrá-lo?

O equilíbrio desse Chakra vem de atitudes de moderação e ponderação. Temos a tendência de buscar fora de nós o amor, a felicidade, a paz e qualquer outro benefício para nossas vidas. Algumas práticas podem ajudar a melhorar esses aspectos:

1.Ler um livro por prazer;

2.Cortar um vício (álcool, cigarro, jogos, redes sociais, etc.);

3.Controlar a alimentação e a quantidade de quanto se come por dia.

Essas são algumas atitudes que nos ajudam a moderar nossos prazeres, para que não busquemos prazer demais ou de menos.

3º - O CHAKRA DO PLEXO SOLAR

O terceiro Chakra localiza-se na região do umbigo ou do plexo solar e está relacionado com as emoções. Quando muito energizado, indica que a pessoa é voltada para as emoções e os prazeres imediatos. Quando fraco, sugere carência energética, baixo magnetismo, suscetibilidade emocional e possibilidade de doenças crônicas. Acredita-se que este seja o ponto no qual a energia divina circula para dentro e para fora do corpo.

Ele também é o Chakra que controla nossas atividades, muito conectado a qualquer tipo de movimento que fazemos, seja pessoal ou profissional. Portanto, é importante observarmos se nossas atividades estão realmente alinhadas com o que queremos para nossas vidas e quais os passos para equilibrá-las.

Desequilíbrio do Chakra do Plexo Solar

Se estivermos trabalhando demais ou de menos, ou então sempre com muitas ou poucas atividades cotidianas, esse Chakra estará desequilibrado e pode gerar doenças mais severas, como surtos de pânico, ansiedade, fobias e outros males associados aos excessos.

Como equilibrá-lo?

O equilíbrio desse Chakra vem de atitudes de ponderação e equilíbrio. Temos a tendência de sempre fazer muitas atividades em dias úteis e compensar isso nos finais de semana, seja fazendo pouca atividade ou continuar fazendo em excesso. Algumas práticas podem ajudar a melhorar esses aspectos:

1.Organizar tempos para atividades e descansos;

2.Colocar limites de horário para responder e-mails ou redes sociais;

3.Gerar mais atividades que estejam conectadas ao que você realmente gosta de fazer.

Essas são algumas atividades que podem equilibrar seu terceiro Chakra, sempre com a intenção de ponderar aquilo que é necessário e desnecessário para o seu dia a dia.

4º - O CHAKRA CARDÍACO

O quarto Chakra relaciona-se principalmente com o timo e o coração. Sua energia corresponde ao amor e à devoção. Quando ativado, desenvolve todo o potencial para o amor altruísta. Os sentimentos humanos egoístas desaparecem e nasce em si uma canalização do caminho para a consciência. Quando enfraquecido, indica a necessidade de se libertar do ego e se dedicar ao próximo. No aspecto físico, também pode indicar doenças cardíacas.

Ele também é o Chakra que controla nossos relacionamentos, sejam eles amorosos, pessoais ou profissionais. Portanto, é importante observarmos como estão nossas relações e perceber se os contextos delas são hoje destrutivos ou construtivos para nós.

Desequilíbrio do Chakra Cardíaco

Se estivermos sempre em conflitos pessoais e profissionais, sejam eles internos (com nós mesmos) ou externos (com outras pessoas), esse Chakra pode ser afetado e nos causar um excesso de orgulho, ódio e inveja, fazendo com que o foco de nossos relacionamentos seja sempre negativo e nos gere consequentemente um mal constante.

Como equilibrá-lo?

O equilíbrio desse Chakra vem de atitudes de equilíbrio e compaixão. Temos a tendência de focar em problemas e gerar conflitos em relações, achando que nossos pontos de vista estão sempre mais certos do que dos outros. Algumas práticas podem ajudar a melhorar esses aspectos:

1.Elogiar uma pessoa diferente por dia;

2.Fazer ações e atividades junto com outras pessoas que você goste;

3.Dar mais demonstrações de carinho para pessoas próximas.

Essas são algumas práticas que podem harmonizar nossos relacionamentos, mas a intenção principal deste Chakra tem de ser a constante compaixão por todos os seres.

5º - O CHAKRA LARÍNGEO

O quinto Chakra está ligado à tireóide e aos órgãos respiratórios. Relaciona-se com a capacidade de percepção mais sutil, com a expressão e com a voz. Quando desenvolvido, indica força de caráter, grande capacidade mental e discernimento. Em caso contrário, pode indicar doenças tireoidianas e fraquezas de diversas funções físicas, psíquicas ou mentais.

Ele também é o Chakra que controla nossa autenticidade e comunicação, seja a conexão que temos com a nossa verdade ou a forma de falarmos e nos mostrarmos para o mundo. Portanto, é importante observarmos se estamos realmente sendo quem queremos ser, e falando como queremos com outras pessoas.

Desequilíbrio do Chakra Laríngeo

Se estivermos constantemente contando mentira para os outros ou para nós mesmos, esse Chakra gerará um desequilíbrio em nossa felicidade, podendo gerar grandes frustrações por não estarmos aplicando na prática o que acreditamos e fazer com que tenhamos, inclusive, problemas de comunicação, voz e garganta.

Como equilibrá-lo?

O equilíbrio desse Chakra vem de atitudes de compaixão e clareza. Temos a tendência de sempre estar criando ilusões e pequenas mentiras, que nos tiram do foco de quem realmente somos. Alguns autodesafios podem ajudar a melhorar esses aspectos:

1.Cortar fofocas ou lisonjas;

2.Evitar palavrões ou palavras negativas que você fala constantemente.

Essas são algumas práticas que podem melhorar nossa maneira de atingir o mundo com nossa comunicação, fazendo com que geremos mais harmonia para nós e para os outros.

6º - O CHAKRA FRONTAL

O sexto Chakra situa-se no ponto entre as sobrancelhas. Conhecido como "terceiro olho" na tradição hindu, está ligado à capacidade intuitiva e à percepção sutil. Quando bem desenvolvido, pode indicar uma sensibilidade de alto grau. Enfraquecido, aponta para um certo primitivismo de pensamentos ou, no aspecto físico, para tumoração craniana.

Ele também é o Chakra que controla nossa compreensão, seja ela externa ou interna, conectado à maneira como vemos a vida. Portanto, é importante observarmos se estamos compreendendo o que está acontecendo em nossas vidas.

Desequilíbrio do Chakra Frontal

Se estivermos constantemente indignados com o que acontece conosco, ou então sempre criando conflitos mentais desnecessários, esse Chakra pode causar severos distúrbios psicológicos, como insanidade, esquizofrenia ou qualquer outra doença mental grave.

Como equilibrá-lo?

O equilíbrio desse Chakra vem de atitudes de clareza e consciência. Temos a tendência de sempre pensar em problemas ou criar hipóteses negativas sobre nossa vida e a vida dos outros. Alguns autodesafios podem ajudar a melhorar esses aspectos:

1.Mudar pensamentos negativos por positivos;

2.Estudar um caminho espiritual (o que for do seu gosto e preferência;

3.Refletir sobre sua própria missão de vida e aplicá-la em seu dia a dia.

Essas são algumas intenções de melhoria de nossos pensamentos, para gerarmos mais consciência para nossa vida. O princípio básico é trocarmos as intenções negativas por positivas.

7º CHAKRA - O CHAKRA DA CORONÁRIO

O sétimo Chakra situa-se no alto da cabeça e relaciona-se com o padrão energético global da pessoa. Conhecido como Chakra da Coroa, é representado na tradição indiana por uma flor-de-lótus de mil pétalas na cor violeta. Através dele recebemos a luz divina. A tradição de coroar os reis fundamenta-se no princípio da estimulação deste Chakra, de modo a dinamizar a capacidade espiritual e a consciência superior do ser humano.

Ele também é o Chakra que controla nossa conexão superior, seja ela com nós mesmos ou com o Plano Divino. Portanto, é importante observarmos se estamos conectados a uma fonte maior em nossas vidas, ou se estamos apenas vivendo um dia após o outro, sem conexão alguma com um propósito.

Desequilíbrio do Chakra Coronário

Se estivermos constantemente desconectados de nosso ser ou de um ser superior, este Chakra poderá causar uma falta de propósito muito grande, fazendo com que percamos o sentido da vida, o que causa problemas ainda maiores de violência interna e externa.

Como equilibrá-lo?

O equilíbrio desse Chakra vem de atitudes de consciência e conexão. Temos a tendência de sempre estar somente conectados com o externo e aquilo que fazemos na prática. Alguns autodesafios podem ajudar a melhorar esses aspectos:

1.Meditar ou orar;

2.Fazer um serviço de caridade presencial sem divulgar (apenas pela real ajuda altruísta);

3.Contemplar situações desafiadoras na vida e pontuar quais os aprendizados profundos em cada uma delas.

Essas são algumas intenções de conexão conosco e com o Plano Divino. O principal deste Chakra é criarmos a percepção de que temos de estar cada vez mais conectados com o aqui e agora.

O propósito deste tópico e o de gerar uma consciência ainda maior de que somos autores de nossas próprias vidas, destinos e caminhos - e que podemos mudar o foco de tudo isso para o positivo assim que quisermos. Basta colocar em prática pequenas mudanças de atitude, pequenos autodesafios, para que possamos trabalhar em nossas vidas uma constância de paz e harmonia em todos os aspectos.

CAPÍTULO XXI

AROMAS AJUDAM A AMENIZAR FERIDAS EMOCIONAIS

Aromas controlam raiva, dificuldade de expor sentimentos, traumas e mais

No dia a dia estamos rodeados de aromas, cheiros e odores que afetam diretamente nossa vida. Alguns servem de alerta, como, por exemplo, o cheiro de queimado, que indica algo errado: comida ou algo pegando fogo. Outros são capazes de alcançar as regiões mais profundas de nosso cérebro e evocar as memórias do passado ou deflagrar emoções.

DE ONDE VEM O CHEIRO?

Qual a diferença entre o cheiro de uma rosa e de uma laranja? As pesquisas na área do olfato são muito recentes e estão em crescente avanço. O papel mais importante do olfato para o homem talvez seja o de garantir a percepção dos sabores dos alimentos. Sem o olfato, o gosto da comida fica restrito às sensações que são detectadas pela língua: doce, amargo, salgado ou azedo. Sem este sentido fica difícil diferenciar um sabor doce de um amargo, por exemplo.

O olfato é o sentido que está mais ligado às regiões do cérebro envolvidas em emoções e memórias: o sistema límbico. Alguns cheiros também podem fazer com que ocorra a ativação do hipotálamo, resultando na produção de hormônios que controlam as funções fisiológicas, como apetite e comportamento sexual. Outra região é o hipocampo, que é importante para a formação das memórias olfativas. Isso significa que um cheiro específico pode desencadear memórias de nossa infância ou de experiências que foram boas ou ruins. Tudo vai depender dos arquivos que serão abertos nesse departamento do nosso cérebro, a morada das nossas memórias.

Não apagamos memórias. Uma vez registradas, elas passarão a fazer parte de nossas vidas, pois estão no cérebro. Neste sentido, podemos usar a Aromaterapia para resgatar ou amenizar estados emocionais atrelados a estas lembranças. Existem muitos óleos essenciais apropriados para limpar velhos sentimentos que podem estar contaminando nossa vida.

Grande parte das doenças tem origem nas emoções mais profundas que estão em desequilíbrio, como raiva, medo, angústia, ressentimentos e mágoas, dentre outras. Nestes casos, a primeira coisa que precisamos fazer é entrar em contato com essa emoção e entender de onde ela vem. Depois, tentar amenizar estas questões. Veja abaixo como a Aromaterapia pode ajudar.

PARA TRABALHAR O PERDÃO

Para ajudar a tomar consciência das suas emoções conflituosas e perdoá-las, alguns óleos essenciais podem funcionar como aliados:

Óleo essencial de Rosas: trabalha a aceitação, o discernimento, a paciência, o amor incondicional, o perdão e o autoperdão. Além disso, cicatriza as feridas abertas na alma e no físico e ajuda a amenizar estados de culpa e remorso.

Óleo essencial de Íris: ensina a ver o lado positivo de todas as situações, mostrando que perdoar significa deixar o coração leve, ter aceitação e entendimento das situações.

Como usar os óleos: pingue de 1 a 2 gotas em um difusor aromático pessoal e use no dia a dia. Caso não tenha um difusor, pingue a mesma quantidade de óleo no seu lençol ou travesseiro.

PARA TRABALHAR A RAIVA

Já se a raiva for uma emoção constante na sua vida, a especialista Shirley Price, no livro Aromaterapia e as Emoções (Ed. Bertrand Brasil), sugere alguns óleos essenciais para trabalhar este sentimento:

Óleo essencial de lavanda: trabalha o equilíbrio da alma e diminui aspectos inflamatórios - tanto das emoções como do corpo - além de trazer calma e equilibrar nossas emoções.

O óleo de lavanda também ameniza estresse e diminui estados depressivos.

Óleo essencial de Hortelã Pimenta: ajuda a trabalhar a intolerância, a irritabilidade e a impaciência.

Óleo essencial de Camomila Romana: tem efeito calmante, ajuda nas angústias, amargura, irritação constante, tristeza profunda e depressão.

Como usar os óleos: pingue de 1 a 2 gotas em um difusor aromático pessoal e use no dia a dia. Caso não tenha um difusor, pingue a mesma quantidade de óleo no seu lençol ou travesseiro.

PARA TRABALHAR TRAUMAS FÍSICOS E EMOCIONAIS

Já os traumas, como abusos sexuais, também podem gerar doenças no corpo físico, como candidíase e infecção urinária. Muitas vezes a violência emocional é difícil de ser notada por quem a sofre, mas alguns óleos podem ajudar nestas questões. São eles:

Óleo essencial de Vetiver: trabalha estrutura, flexibilidade, aterramento, autoconfiança e determinação, trazendo coragem para enfrentar nossos desafios.

Óleo essencial de Benjoim: traz acolhimento em momentos de desespero e traumas. Nos conduz de volta ao eixo, transmutando dores e feridas.

Óleo essencial de Cenoura: cicatriza as emoções e as feridas que geralmente são acompanhadas de sentimentos de amargura e rancor. Também ajuda a desinflamar sentimentos de raiva e agressividade.

Como usar os óleos: pingue de 1 a 2 gotas em um difusor aromático pessoal e use no dia a dia. Caso não tenha um difusor, pingue a mesma quantidade de óleo no seu lençol ou travesseiro.

PARA DIFICULDADE EM EXPOR SENTIMENTOS

Quando engolimos as emoções e não conseguimos nos comunicar como deveríamos nos conflitos com as pessoas em nossos relacionamentos, expondo nossos sentimentos, podemos desenvolver doenças do sistema digestório, como a gastrite, azia, queimação e refluxos, por exemplo. Segundo Valcapelli, no livro "Metafísica da Saúde" (Ed. Vida e Consciência), gastrite é a inflamação do estômago, produzida por agentes irritantes, de fundo emocional, que causam o problema. Se este é seu caso, alguns óleos essenciais indicados são:

Óleo essencial de Capim Limão: ajuda nas situações em que fomos invadidos, engolimos sapos ou nos sentimos sufocados e oprimidos. É indicado para ajudar a se expressar e colocar emoções reprimidas para fora, como irritabilidade e raiva contida.

Óleo essencial de Pinho: ajuda na saúde dos relacionamentos, pois melhora a comunicação, o diálogo e o respeito entre as pessoas.

Óleo essencial de Patchouly: ajuda a quebrar padrões de comportamento, rigidez e sair de pensamentos obsessivos.

Como usar os óleos: pingue de 1 a 2 gotas em um difusor aromático pessoal e use no dia a dia. Caso não tenha um difusor, pingue a mesma quantidade de óleo no seu lençol ou travesseiro.

Claro que existem muitas outras doenças, mas, o mais importante é identificar seus sentimentos e emoções e depois buscar ajuda para que isso não se torne alguma doença no futuro.

Lembrando que Paracelso (1493-1541), médico e alquimista disse: "Todas as substâncias são venenos, não existe nada que não seja veneno. Somente a dose correta diferencia o veneno do remédio".

Portanto, caso tenha dúvidas se pode usar os óleos citados acima, não hesite em contatar um profissional em Aromaterapia para lhe ajudar a entender o que se passa em sua vida e indicar os melhores óleos para seu caso. Também vale reforçar que algumas questões precisam de um apoio profissional para ter uma melhora efetiva, pois cada indivíduo é único e, muitas vezes, um determinado óleo ajuda uma pessoa, mas não necessariamente terá o mesmo efeito em outra. Afinal, a origem de cada problema depende da vivência e das questões de cada um.

CAPÍTULO XXII

TERAPIA ENERGÉTICA SENSORIAL ELIMINA MÁGOAS E DESÂNIMO

Entenda como a terapia funciona e aprenda dicas
para aplicar por conta própria

Você costuma se sentir cansado, desanimado, ansioso e sem disposição para as tarefas do dia a dia? Caso sinta identificação com esses sintomas, já procurou fazer alguma coisa para amenizar estas sensações? Ações simples podem lhe ajudar a ter uma vida equilibrada e com mais disposição.

Quais crenças limitam suas realizações?

Aprenda a identificar e mudar pensamentos e comportamentos repetitivos.

Por meio de uma técnica chamada "Terapia Energética Sensorial", é possível interromper crenças limitantes que travam seu progresso, limpar sentimentos negativos e mágoas e prevenir doenças. O intuito é trazer para a consciência as questões que você precisa trabalhar para ter mais equilíbrio físico, energético e emocional.

Todas as doenças se manifestam primeiro em nosso campo energético e, depois, se instalam no físico, caso não façamos nada para evitá-las. Trabalhando nossos comportamentos repetitivos, pensamentos obsessivos, sentimentos e emoções de modo geral, a tendência é nos equilibrarmos, melhorando nossa qualidade de vida como um todo.

COMO FUNCIONA A "TERAPIA ENERGÉTICA SENSORIAL"?

A idéia deste trabalho é despertar algumas sensações através dos cinco sentidos (olfato, audição, paladar, visão e tato), por meio de técnicas como Aromaterapia Tradicional e Vibracional, Cromoterapia, Florais de especiarias e Reiki, aliando músicas e Meditações guiadas durante a sessão.

A duração da consulta é de 50 minutos e o ideal é que a pessoa faça 6 sessões ao todo. O tratamento começa com uma breve anamnese, ou seja, o especialista identifica os problemas a serem trabalhados, avaliando cada paciente individualmente. Depois disso, a pessoa começa a fazer uso das técnicas mais indicadas para seu caso. Ela deita na maca e recebe o Reiki e a Cromoterapia (com as cores indicadas para tratar suas questões). A sala também é preparada com os aromas voltados para seu caso. Por último, o especialista realiza uma Meditação Guiada, no intuito de aprofundar as questões relacionadas ao momento do paciente. Como acompanhamento do tratamento, a pessoa leva para casa uma garrafa de água solarizada, previamente preparada com óleos vibracionais para tomar durante a semana da consulta.

PARA QUEM SERVE ESSA TERAPIA?

Todas as pessoas que sentirem vontade de experimentar são bem-vindas! Apesar da "Terapia Energética Sensorial" (TES) precisar ser feita por um terapeuta, para que seu caso seja avaliado e trabalhado individualmente, você pode incorporar algumas dicas fáceis para usar na rotina e obter alguns benefícios. Veja abaixo.

AROMAS RESGATAM BOAS LEMBRANÇAS

Uma das técnicas usadas na Terapia Energética Sensorial é a Aromaterapia. Afinal, quem não se sente acolhido quando chega a um local e inala um aroma que remete a boas lembranças ou momentos vividos? Por exemplo: o cheiro de erva cidreira pode fazer com que seja resgatada a memória afetiva (e olfativa) do aroma emanado pelo chá que a avó fazia. "O cheiro de erva cidreira pode fazer com que seja resgatada a memória afetiva (e olfativa) do aroma emanado pelo chá que a avó fazia."

E isso vai ajudar você a sentir as emoções positivas proporcionadas por esta lembrança, aumentando sua sensação de bem-estar e fazendo com que deixe de lado, ao menos por alguns momentos, as preocupações.

Mas vale lembrar que os aromas não resgatam apenas a memória olfativa. Os óleos essenciais trabalham questões específicas, em conjunto. No caso do Capim-Limão, a pessoa também estaria aproveitando os benefícios que este óleo proporciona. São eles: ajuda a diminuir o cansaço físico e mental e a falta de concentração, é sedativo e antidepressivo, melhora a insônia, libera raiva e emoções.

Para que você faça uso da Aromaterapia por conta própria, tente lembrar quais cheiros proporcionam boas lembranças ou estiveram presentes em momentos importantes da sua vida. Pode ser o aroma que o faz lembrar da pessoa amada ou dos filhos, o cheiro de alguma comida ou tempero que marcou sua infância, etc. Depois disso, utilize algum óleo essencial que tenha o mesmo odor - ou um aroma parecido. Veja abaixo algumas sugestões.

Qual cheiro ativa suas lembranças?

Hortelã: este aroma refresca e ajuda a tratar problemas físicos e emocionais.

Baunilha: diminui a sensação de vazio e trabalha problemas na relação com a mãe.

Laranja: ameniza estresse, doenças e ainda faz bem para a pele.

Eucalipto: com aroma mentolado, substância ameniza asma e falta de ar.

Café: aroma da bebida melhora humor e traz lembranças agradáveis.

Bergamota: auxilia no entendimento das emoções e ameniza a ansiedade.

Lavanda: ameniza estresse e ajuda a relaxar.

CORES TRAZEM ENERGIA

As cores estimulam nosso dia a dia, trazendo mais energia e disposição. Por este motivo, a Cromoterapia é uma outra técnica utilizada no TES. Nos atendimentos, é feita uma investigação sobre as principais queixas da pessoa (sejam físicas ou emocionais). Depois, o especialista trabalha as cores específicas para cada caso.

FLORAIS DE ESPECIARIAS

É um sistema floral que transforma e transmuta as emoções, além de trabalhar mais profundamente os líquidos do corpo físico. É um profundo mergulho no próprio ser, para crescimento e evolução emocional e espiritual.

Cada especiaria tem uma função específica e deve utilizada com acompanhamento de terapeuta. Por exemplo, o floral de especiarias de hibisco vai trabalhar a irritabilidade e os medos, além de devolver a autoestima, despertando a natureza feminina. Para saber mais detalhes desse sistema floral é necessária a consulta com um terapeuta para identificar qual essência é mais indicada para seu momento.

CAPÍTULO XXIII

OLHOS REVELAM PERSONALIDADE E PROBLEMAS DE SAÚDE

Iridologia mapeia sua história de vida. Conheça quatro tipos de íris e seus significados

Que os olhos são a janela da alma não é novidade para ninguém. No entanto, o que pouca gente sabe é que eles também são a janela de nossa saúde e autoconhecimento. Por meio de uma terapia conhecida como Iridologia, que estuda os olhos - em específico a íris (parte colorida dos olhos), mas também a pupila e a esclera (parte branca dos olhos) - é possível identificar, nesta parte do corpo, sinais que correspondem a alguns problemas orgânicos e debilidades hereditárias, assim como toda a história de vida de uma pessoa, proporcionando uma visão sistêmica e ampliada do ser humano.

A íris como manual de instruções

Entenda como a Iridologia pode ser uma aliada do autoconhecimento.

Vale reforçar que a Iridologia não tem como objetivo fazer diagnósticos, mas proporcionar um apoio terapêutico e de prevenção de doenças, já que a partir da análise ocular de uma pessoa conhecemos seus órgãos de choque, possibilitando, assim, o tratamento antes que os problemas de saúde se manifestem.

Segundo o método Ray Id (comportamental), existem três padrões básicos na íris denominados: Flor, Joia e Corrente. Além disso, há um quarto tipo intermediário entre Flor e Joia, denominado Agitador ou Ponta de Lança. Veja abaixo algumas características sobre cada um.

IRÍS DO TIPO FLOR (EMOÇÃO)

- Essas pessoas apresentam aberturas (pétalas) no tecido iridial

- São flexíveis, têm facilidade para relações sociais

- Movidas pela paixão e pela sensibilidade do coração

- Criativas

- "Alma de artista"

- Para relacionamentos duradouros são atraídas normalmente pelos tipos mentais (Joia ou Gema)

TIPO JÓIA OU GEMA (MENTAL/RAZÃO)

Presença de pigmentos na íris.

- Pessoas do tipo mental, voltadas para análise das situações e emoções;

- Racionais, metódicas, perfeccionistas, intelectuais;

- Se comunicam de forma verbal, direta e precisa;

- Líderes, cientistas;

- Para relacionamentos duradouros são atraídas normalmente pelo tipo emocional (Flor).

TIPO CORRENTE (CINESTÉSICO)

Estrutura uniforme no tecido iridial, por vezes com variação de cores

- Pessoas que interagem e percebem a vida através de suas experiências sensoriais;

- Intuitivas, grandes mediadoras (elos da corrente);

- Precisam de expansão;

- Se destacam nas áreas da saúde, serviço público e outros;

- Para relacionamentos duradouros são atraídas normalmente pelo tipo extremista (Agitador ou Ponta de Lança).

TIPO AGITADOR OU PONTA DE LANÇA (EXTREMISTA)

Apresenta pigmentos (gemas) e aberturas arredondadas (flor) na íris.

- Essas pessoas unem aspectos mentais e emocionais e, por vezes, oscilam entre estes;

- Dinâmicas, aventureiras, ousadas;

- Inventoras. motivadoras, desbravadoras;

- Necessitam de equilíbrio. Podem começar atividades diversas, mas apresentam dificuldade em concretizar;

- Para relacionamentos duradouros são atraídas normalmente pelo tipo cinestésico (Corrente).

Essas são apenas algumas das muitas características que podemos apontar, com base na Iridologia. Através deste método, ainda podemos identificar se o indivíduo nasceu com uma tendência introvertida ou extrovertida, por exemplo. Isso por que a Iridologia nos traz uma noção de lateralidade cerebral, nos apontando qual hemisfério é mais predominante em nosso comportamento e anéis estruturais.

Neste método também temos um mapa da íris, dividido em 46 áreas que representam nossos pensamentos, sentimentos e atitudes. Com isso, temos uma intensa possibilidade de autoconhecimento e entendimento de nossas potencialidades e fragilidades comportamentais e emocionais, e ainda uma possibilidade de observação de nossas relações pessoais, como, por exemplo, entre casais ou pais e filhos.

Para que seja realizado, porém, um bom trabalho e efetividade da prática iridológica alguns procedimentos devem ser seguidos. Antes mesmo da observação direta do olho - que pode ser feita a olho nu, com ajuda de uma lupa ou foto com lentes especiais - devem ser feitos alguns levantamentos, como uma avaliação integrativa do paciente, sobre suas características físicas, emocionais e sociais.

QUEM REALIZA ATENDIMENTOS DE IRIDOLOGIA?

Alguns profissionais de saúde, como os naturólogos, utilizam a Iridologia como uma grande ferramenta de avaliação, auxiliando na importância dos sintomas que o paciente expressa, com o objetivo de chegar a um tratamento individualizado.

Porém, vale ressaltar que em alguns casos são necessárias indicações, e o iridólogo consciente e ético encaminha seus pacientes para profissionais especializados em outras áreas, para que também possam auxiliar em uma prática preventiva, com exames clínicos e outras possibilidades terapêuticas, buscando sempre o bem-estar e a qualidade de vida.

CAPÍTULO XXIV

BIOTIPOLOGIA: MAPEAR TRAÇOS PESSOAIS É O CAMINHO UMA PARA VIDA MELHOR

Conhecer suas particularidades ajuda a tratar doenças, favorecer relações e mais

A grande dificuldade que a maioria das pessoas enfrenta nos dias de hoje está nos relacionamentos. Este desafio invoca transtornos psicossomáticos individuais e coletivos, que aumentam as sensações de angústia, medo, insegurança e ansiedade. Todos nós somos indivíduos, únicos, complexos, solitários e criativos. Mas quando escolhemos um caminho equivocado, adoecemos.

É nas diferenças entre cada um que os problemas e conflitos muitas vezes surgem. Quanto mais o outro se diferencia de nós, mais difícil fica lidar com ele. A ignorância (no sentido de não conhecermos) e a incompreensão geradas pelo desconhecimento acerca dessas diferenças é o que mais dificulta as interações entre as pessoas.

Como as crises familiares se perpetuam por gerações?

Praticando a empatia no seu dia

Desde cedo ouvimos que é preciso "saber se colocar no lugar do outro", mas, geralmente, quando tentamos fazê-lo, nos colocamos a partir dos nossos próprios referenciais. Não alcançamos o verdadeiro objetivo desta prática, que é tentar perceber a situação a partir da maneira como a outra pessoa intui, pensa, age e sente. Isso é determinante para perceber que as expectativas e os valores do outro podem ser completamente diferentes dos nossos.

Herdamos de nossos antepassados "cargas" de padrões emocionais e mentais que influenciam diretamente as nossas relações. Estas heranças atuam na forma de convívio social e afetivo, muitas vezes criando dificuldades de entendimento. Assim sendo, conhecer e compreender si mesmo e o próprio funcionamento é fundamental para a convivência harmoniosa.

BIOTIPOLOGIA DIVIDE PESSOAS EM 4 BIÓTIPOS

Algumas linhas de estudo da personalidade humana nos permitem o mapeamento de traços pessoais, determinando tipos específicos. A

Biotipologia é um dos caminhos para reconhecer estes tipos em suas diferenças mais fundamentais - quanto aos fatores corporais, emocionais e comportamentais. Desde a antiguidade já se considerava nos tipos distintos essas diferenças, assim como a partir delas entender o processo da doença e saber a forma mais adequada de tratá-las.

A antroposofia, como exemplo, é uma ciência criada por Rudolf Steiner, que indica um caminho espiritual do ser humano ao espiritual do universo. Assim como Carl Gustav Jung, no processo de individuação, enxerga o homem como uma totalidade, analisando as características humanas essenciais. Esses biótipos podem ser identificados em quatro. São eles:

1 - *Sanguíneos* (cardíacos/pensamento). Normalmente doador de energia, prazer oral, ingênuo, não muito preocupado com a aparência. Corpulento, ossos fortes e com andar leve. Otimistas e entusiastas, embora volúveis. Apetite exagerado. Quando em desequilíbrio, estas características podem desenvolver problemas cardíacos e arteriais (hipertensão).

2 - *Fleumáticos* (renais/sentimento). Possui ouvido seletivo e percebe pequenos defeitos. Perfeccionista, preferindo relacionar-se com pessoas mais velhas. Cabelos grossos e volumosos, sexualidade 8 ou 80. Pode desenvolver, quando em desequilíbrio, problemas nas vias urinárias e renais.

3 - *Melancólicos* (pulmonares/sensação). Atentos com a eficiência prática e a ênfase material. Corpo longilíneo. As patologias que acometem esse tipo normalmente são as relacionadas às articulações e ossos (artrites e artroses). Grande percepção estética.

4 - *Coléricos* (hepáticos/intuição). É um transformador, líder nato. Fiel às suas ideias, prazer mental, intuitivo. Corpo musculoso, pele geralmente clara. Quando em estresse, pode responder com problemas digestivos (dispepsia, gastralgias) e metabólicos (diabetes).

Cada um dos biótipos é identificado a partir das características físicas e de personalidade na sua relação com o mundo. Quando equilibradas no indivíduo, este é capaz de manifestar o melhor de suas potencialidades. No entanto, quando essas características fundamentais estão em desacordo com a identidade tipológica, o individuo adoece.

Por exemplo, indivíduos que se alimentam do mesmo tipo de alimento podem ter uma digestão diferente. Alguns não percebem nenhuma anomalia, pois o alimento está de acordo com suas características tipológicas, enquanto outros podem relatar sintomas como peso, gases, dores abdominais. Ou seja, estes últimos estão em desacordo com sua alimentação ideal e, com isso, seus humores são afetados, o que por sua vez tende a prejudicar suas relações pessoais e até mesmo causar doenças crônicas e degenerativas. Um indivíduo doente é um indivíduo que não se relaciona.

COMO IDENTIFICAR OS BIÓTIPOS?

Eles são percebidos por meio de características, como cor de cabelos e olhos, modo de andar, distribuição muscular, compleição óssea, preferência por ambientes quentes ou frios, vínculos paternos ou maternos, idade dos pais na época da concepção, percepção da disposição ao longo do dia, preferência pelo dia ou pela noite, horas necessárias de sono, preferências alimentares, entre outras características.

Conhecer os biótipos ajuda a enxergar, compreender e conviver melhor com nós mesmos e com as pessoas.

"Conhece a ti mesmo", Sócrates - 479-399 a.C.

AROMATERAPIA AUXILIA NO COMBATE A COMPULSÃO ALIMENTAR

Descubra quais óleos essenciais ajudam a diminuir a vontade de comer

Geralmente, quem tem compulsão alimentar faz da comida um gatilho. Ou seja, usa o alimento para fugir dos seus problemas, buscando conforto e alívio no que ingere, como se assim pudesse amenizar algum estado de tensão, como o estresse ou a baixa autoestima. A sensação de culpa costuma vir imediatamente após, o que gera um novo impulso para comer, na tentativa de amenizar este sentimento - já que, na compulsão, o consumo desenfreado de alimentos é a única maneira da pessoa se sentir bem.

AROMATERAPIA COMO COMPLEMENTO E APOIO À COMPULSÃO ALIMENTAR

Muitas vezes é difícil encarar o problema de frente por conta própria. Por isso, sempre é importante procurar um tratamento médico ou psicológico para ajudar a lidar com essas questões. E a Aromaterapia pode atuar em conjunto a esses tratamentos, ajudando a pessoa no controle das suas emoções, trazendo mais equilíbrio e também entendimento dos seus problemas. O objetivo deste tratamento complementar e integrativo é fazer com que a pessoa entenda melhor o que acontece com ela e por que precisa do excesso de comida. "O objetivo deste tratamento complementar e integrativo é fazer com que a pessoa entenda melhor o que acontece com ela e por que precisa do excesso de comida."

Para usar os óleos indicados abaixo, pingue de 1 a 2 gotas no difusor pessoal e use diariamente, de 2 a 3 horas. Se não tiver um difusor pessoal, pode pingar 1 gota do óleo em um lenço de pano ou papel e manter próximo de você, também de 2 a 3 horas. Depois, faça uma autoanálise, observe suas mudanças e seu estado emocional.

Veja abaixo quais óleos essenciais podem ajudar nos casos de compulsão alimentar:

Óleo essencial de Lavanda: A palavra "lavanda" vem do latim "lavare", ou seja, lava, limpa e desintoxica. Como todo processo terapêutico necessita de uma limpeza e desintoxicação, este óleo é sempre utilizado no início do tratamento, para que ajude a equilibrar, acalmar e desinflamar nossas emoções.

Óleo essencial de Ylang Ylang: ajuda na autoconfiança, autoimagem e autoestima. Também equilibra as emoções, ajuda no controle da ansiedade e do estresse, trabalhando culpa, mágoas e ressentimentos.

Óleo essencial de Petitgrain: muito útil no controle do estresse, acalma os pensamentos, ajuda quando temos um problema, traz a energia do coração para a situação. Alivia a dor emocional causada por decepções, traz autoconfiança e brilho pessoal.

Óleo essencial de Palmarosa: ajuda na saciedade e a acelerar o metabolismo, criando a consciência que você não precisa comer demasiadamente. Ajuda no controle da ansiedade e desperta a sensibilidade para entender melhor nossas emoções.

Óleo essencial de Patchouli: ajuda a quebrar padrões de pensamento, comportamento e ciclos viciosos. Faz a gente se sentir pronto para enfrentar novos caminhos e desafios. O Patchouli tira a vontade de comer, quando vem a compulsão. Uma dica para apoiar este benefício é ocupar nosso tempo com algum tipo de trabalho manual, que estimula nossa criatividade e também ajuda na ansiedade.

Óleo essencial de Alecrim: limpa pensamentos e emoções, ajuda a ser mais ousado (a), faz a gente sair da nossa zona de conforto, aceitando as mudanças necessária na vida. Mas vale lembrar que o Alecrim é contraindicado para grávidas, epiléticos e hipertensos.

Óleo essencial de Cacau Absoluto: o cacau age diretamente no cérebro, diminuindo os níveis do hormônio grelina, que estimula o apetite. Este óleo ajuda a saciar aquele desejo louco por chocolate, por exemplo, pois oferece o mesmo efeito de prazer quando a gente come um doce.

Lembrando que alguns óleos essenciais têm contraindicações e não podem ser usados sem acompanhamento de um aromaterapeuta.

CONTATO COM O AUTOR

E-MAIL: romulobr@outlook.com
FACEBOOK: http://facebook.com/romuloborgesrodrigues
SKYPE: samadhi514
TWITTER: @_arahat
BLOG: equilibrioeconsciencia.wordpress.com